Bianca Tesche

Stimme und Stimmhygiene

Ein Ratgeber zum Umgang mit der Stimme

Die Autorin

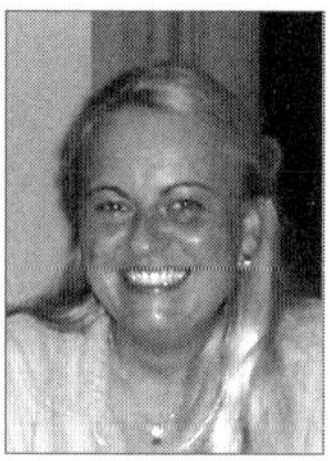

Bianca Tesche

- Diplomlehrerin für Deutsche Sprache/ Literatur und Musik, Sprecherzieherin, Gesangspädagogin, Zusatzqualifikationen in Kinesiologie
- Tätigkeit als Sprachtherapeutin von 1993-1998 in den Rehabilitationskliniken Bad Rappenau und Bad Gögging mit Schwerpunkt Stimmtherapie
- anschließend Mitarbeiterin und seit 2002 Leiterin der Schule für Logopädie an der Ersten Europäischen Schule für Physiotherapie, Ergotherapie und Sporttherapie der Klinik Bavaria Kreischa/Sachsen.

Bianca Tesche

Stimme und Stimmhygiene

Ein Ratgeber zum Umgang mit der Stimme

Das Gesundheitsforum

Schulz-Kirchner Verlag

Bibliografische Information Der Deutschen Bibliothek

Die Deutsche Bibliothek verzeichnet diese Publikation in der Deutschen Nationalbibliografie; detaillierte bibliografische Daten sind im Internet über http://dnb.ddb.de abrufbar.

1. Auflage 2006
ISBN 978-3-8248-0349-1

Lektorat: Doris Zimmermann
Umschlagentwurf und Layout: Petra Jeck
Umschlagfotos: Archiv Schulz-Kirchner Verlag
Druck und Bindung: Elektra, Niedernhausen
Printed in Germany

Inhaltsverzeichnis

Vorwort zur Reihe

Die Ratgeber für „Angehörige, Betroffene und Fachleute" vermitteln kurz und prägnant grundlegende Kenntnisse (auf wissenschaftlicher Basis) und Hilfestellungen zu ausgewählten Themen aus den Bereichen der Gesundheit, der Medizin und der Therapieberufe (Sprachtherapie, Ergotherapie, Physiotherapie). Die Autorinnen und Autoren der Reihe sind ausgewiesene Fachleute mit langjähriger Erfahrung in Therapie, Beratung und Lehre.

Die Stimme ist für Menschen in jeder Hinsicht wichtig. Sie ist individuell und wird von vielen als Ausdruck der Persönlichkeit betrachtet, kann Hinweise auf Emotionen und Stimmungen geben, und sie ist wichtige Grundlage menschlicher Kommunikation. Der sorgsame Umgang mit der Stimme ist daher wesentlich. Meine Kollegin in Kreischa, Frau Bianca Tesche, hat ihre langjährigen Erfahrungen in der Stimmschulung, der Stimmhygiene und der Stimmtherapie in einen leicht fasslichen Ratgeber eingebracht. Ich wünsche allen Leserinnen und Lesern viel Spaß beim Üben!

Prof. Dr. Jürgen Tesak
Dekan Fachbereich Gesundheit
Europa Fachhochschule Fresenius

Einleitung

Dieser Ratgeber wendet sich an alle, die ihre Stimme im Alltag häufig und ausdauernd benutzen müssen: insbesondere an Berufsgruppen wie Lehrer/innen, Erzieher/innen, Rechtsanwälte/innen, Call-Center-Mitarbeiter/innen, Übungsgruppenleiter/innen ...
Er soll eine kleine Handreichung sein, die einige einführende Informationen zu den anatomisch-physiologischen Voraussetzungen der Stimmerzeugung gibt, sich schwerpunktmäßig aber mit der Gesunderhaltung und Leistungsfähigkeit der Stimme beschäftigt.
Demzufolge ist der Stimmhygiene ein ganzes Kapitel gewidmet. Nicht alle aufgezählten Punkte sind für jeden Leser zwingend notwendig. Sie sollen hauptsächlich zum Nachdenken anregen, was man alles tun kann, um optimale Bedingungen für die Stimme zu schaffen.
Anschließend folgt ein umfassender Übungsteil. Hier werden verschiedene Übungen kurz beschrieben, die dazu dienen sollen, die Stimme belastbarer und leistungsfähiger zu machen.
Die Wünsche an die Stimme können sehr unterschiedlich sein. Lauter sprechen, länger ohne Anstrengung sprechen, mehr Melodie beim Sprechen haben, deutlicher sprechen. So oder ähnlich können sie lauten.
Es wurde versucht für möglichst viele der genannten Bereiche Übungen zusammenzustellen, die jedoch keinen Anspruch auf Vollzähligkeit erheben. Oft ergibt erst die Kombination verschiedener Übungen das gewünschte Ergebnis.

Warnhinweise sollten dabei sehr ernst genommen werden. Wenn bei einer Übung Beschwerden im Halsbereich auftreten oder Sie das Gefühl von Anstrengung empfinden, dann beenden Sie diese Übung bitte sofort.
Auch bei akuten Infekten empfiehlt es sich, stimmliches Training zu unterlassen. Arbeit an der Körperspannung und der Atmung ist jedoch gut möglich.

Dieser Ratgeber ist kein Therapiebuch. Er ist nicht geeignet für Menschen, die bereits stimmliche Auffälligkeiten wie Heiserkeit oder andere Stimmprobleme haben. Sie können damit ihre Stimme eher schädigen als trainieren.

Bei stimmlichen Auffälligkeiten wenden Sie sich bitte an einen Fachmann! Dieses Buch ersetzt keinen Arzt oder Logopäden!

Anatomische Voraussetzungen für Stimme und Sprechen

Atmung

Die Atmung ist eine der wichtigsten Voraussetzungen für das Leben auf dieser Erde. Ohne Atmung können die meisten Organismen nicht existieren, ist der Mensch nicht lebensfähig. Wird ein Mensch geboren, sind seine ersten Fähigkeiten mit der Wahrnehmung von Veränderungen – wie aus der Wärme in die Kälte, von der Dunkelheit ins Licht – verbunden, die sich normalerweise im ersten Schrei äußern und neues Leben bedeuten. Reflexmäßig wird dabei bereits vor diesem ersten Schrei eingeatmet und dadurch die Lunge funktionsfähig gemacht.

Die Atemluft gelangt über Mund und/oder Nase, Rachen- und Kehlraum in die Luftröhre und von da über die Bronchien in die Lunge. Es kommt zum Austausch von Sauerstoff und Kohlendioxid im Organismus als primäre Funktion der Atmung. So weit ist die Atmung sicher dem Leser noch aus Schulzeiten bekannt.
Eine weitere Funktion, die Sekundärfunktion der Atmung, besteht in der Stimmerzeugung. Dafür notwendig ist das Zwerchfell, eine kuppelförmige Muskelplatte, die sich im Bauchraum befindet und diesen vom Brustraum trennt. Bei der **Einatmung** (Abb. 1) senkt sich das Zwerchfell ab und zieht sich zusammen. Dabei werden die im Bauchraum befindlichen Organe nach unten vorn weggedrückt und die Bauchdecke wölbt sich nach außen. So entsteht genügend Platz für die Lungen, die sich ausreichend mit Luft füllen können.

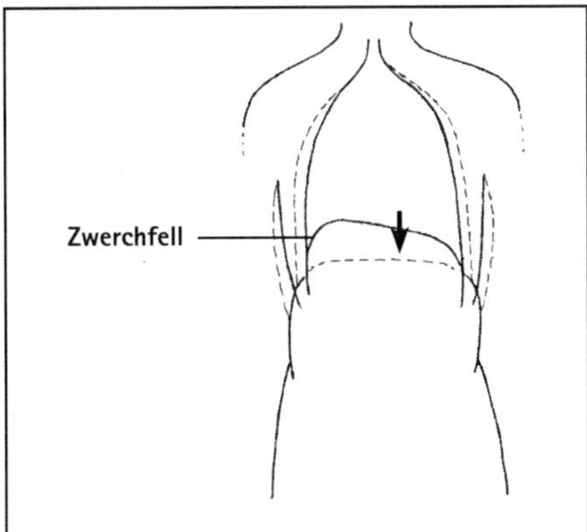

Abb. 1.1: Bewegung bei Einatmung (von vorn)

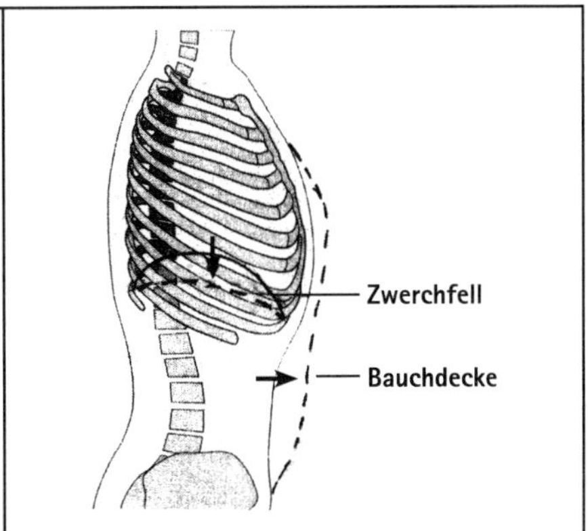

Abb. 1.2: Bewegung bei Einatmung (von der Seite)

Der umgekehrte Prozess vollzieht sich bei der **Ausatmung**. Die Luft strömt aus – wobei beim Sprechen die Stimme produziert wird –, das Lungenvolumen verkleinert sich, das Zwerchfell steigt wieder nach oben und kann dabei den Ausatemstrom so dosieren, dass eine klare, klangvolle und belastbare Stimme entsteht. Diese wichtige Zwerchfellbewegung kann ebenso wie das reflexmäßige Herabschnellen des Zwerchfells trainiert werden. Bei der sich anschließenden Atempause entspannt sich der gesamte Organismus kurzzeitig, worauf sich automatisch eine erneute Einatmung anschließt.
Diese 3 Phasen – Einatmung, Ausatmung, Pause – ergeben unseren **Atemrhythmus**. Je nach unserer individuellen Verfassung laufen diese Phasen langsamer oder schneller ab, das heißt, die **Atemfrequenz** kann sich situationsabhängig verändern.

Tonproduzent Kehlkopf

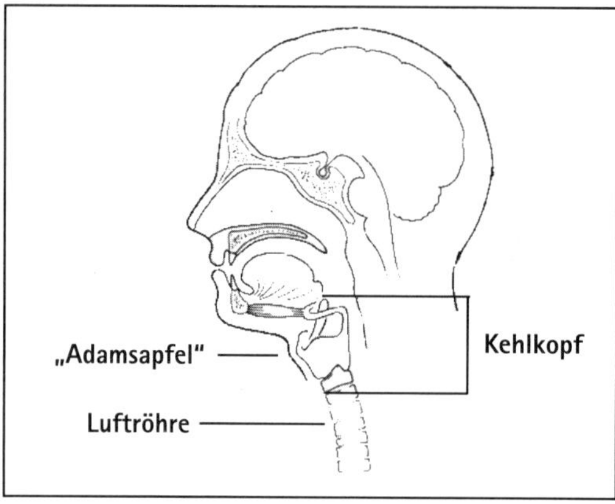

Abb. 2: Der Kehlkopf

Die obere Begrenzung der Luftröhre bildet der **Kehlkopf** (Abb. 2), ein knorpeliges Gebilde, das durch Muskeln und Bänder zusammengehalten wird. Wesentliche Bestandteile sind der Ringknorpel, der Schildknorpel, der Kehldeckel und die Stellknorpel. Der Ringknorpel bildet das obere Ende der Luftröhre und die Basis des Kehlkopfes. Der Schildknorpel schützt den Kehlkopf und die in ihm befindlichen Stimmlippen vor äußeren Einflüssen. Damit keine Speiseteilchen in die Luftröhre gelangen, verschließt der Kehldeckel den Kehlkopf beim Schlucken. Die beiden paarig angeordneten Stellknorpel sind mit den Stimmlippen verbunden und für deren Bewegung bzw. Spannung zuständig. Im Inneren des Kehlkopfs befinden sich die so genannten **Stimmlippen** (Abb. 3), umgangssprachlich auch Stimmbänder genannt. Sie bestehen im Wesentlichen aus Muskulatur, Bindegewebe und bedeckender Schleimhaut.

Abb. 3:
Blick von oben auf den Kehlkopf

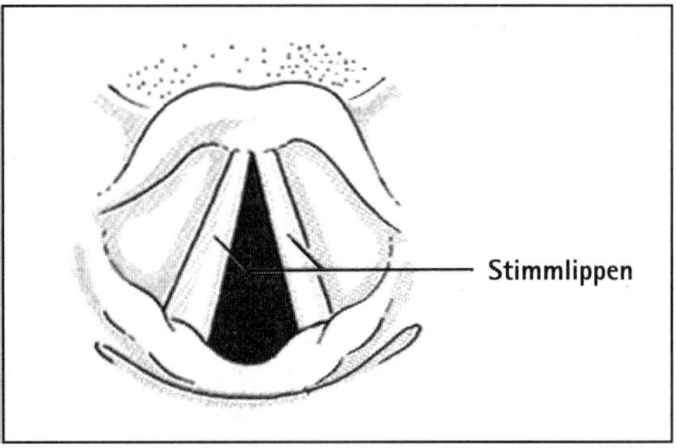

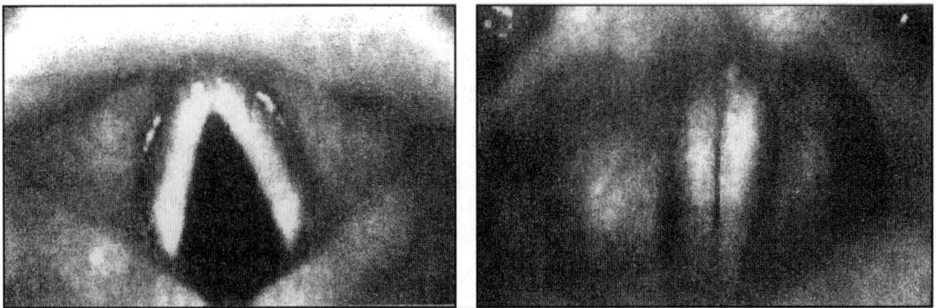

Abb. 4: Öffnungs- und Schließbewegung der Stimmlippen

Die Stimme entsteht durch die Öffnungs- und Schließbewegung der Stimmlippen (Abb. 4), gleichzeitig wird sie beeinflusst durch das Abrollen der sie überdeckenden Schleimhaut.

Die Ausatemluft wird unterhalb der Stimmlippen gestaut, der entstehende Druck ist irgendwann so groß, dass er diese auseinander sprengt. Dadurch kann Luft entweichen und ein Ton entstehen. Infolgedessen kommt es zu einem Unterdruck in der Lunge, beeinflusst durch Sogwirkung und Muskelspannung strömt wieder Luft in die Lungen, die Stimmlippen schließen sich und der Vorgang kann von neuem beginnen. Die Bewegungen von Stimmlippen und Schleimhaut, die auch als **Stimmlippenschwingungen** bezeichnet werden, vollziehen sich so schnell, dass man sie mit bloßem Auge nicht verfolgen kann, sondern nur mittels besonderer Technik, der so genannten Stroboskopie.

Insbesondere Phoniater, Fachärzte mit Spezialisierung für die Stimme, arbeiten mit diesen Geräten und sind heute in der Lage, die Bewegungsabläufe der Stimmlippen per Video wiederzugeben.

Stehen, Sitzen und Bewegen

Unser Alltag ist normalerweise damit verbunden, dass wir uns bewegen. Noch zu Beginn des letzten Jahrhunderts wurden die meisten Wege zu Fuß bewältigt, die Wäsche mit der Hand gewaschen und auf der Leine aufgehängt. Viele dieser Bewegungen sind mittlerweile nicht mehr alltäglich. Beispielsweise steigen wir morgens ins Auto, fahren zur Arbeit, bringen dort meist mindesten 8 oder mehr Stunden zu und fahren dann wieder nach Hause, wo wir häufig nur noch das Bedürfnis nach Ruhe und Erholung verspüren. Das Waschen der Wäsche nimmt uns die Waschmaschine ab und das Aufhängen der Trockner. Damit wird anstrengende körperliche Arbeit erleichtert, was sicher vorteilhaft ist, aber auch die körperliche Bewegung deutlich reduziert. Hinzu kommt, dass viele Menschen auch beruflich sehr einseitigen Tätigkeiten nachgehen, mancher sitzt den ganzen Tag am Schreibtisch bzw. Computer. Und das hat letztendlich Folgen für die Haltung und unser gesamtes Spannungsgefüge.

Körperliche **Bewegung** hat Einfluss auf unsere **Körperspannung**, den Tonus, und auf unsere **Haltung**. Beides bedingt sich wechselseitig und steht in engem Zusammenhang mit der Atmung.
Zum Hauptatemmuskel kommen noch die Zwischenrippenmuskulatur und die Bauchmuskulatur hinzu. Auch diese haben in ihrer Beweglichkeit Einfluss auf unsere Atmung. Ist diese Muskulatur aufgrund von **Haltungsproblemen** oder **Verspannungen** in ihrer Beweglichkeit eingeschränkt, wirkt sich dies möglicherweise negativ auf die Atmung aus und hat somit Konsequenzen für die Stimmproduktion. Das Atemvolumen ist aufgrund des zusammengesunkenen Brustkorbes und der dadurch eingeschränkten Zwerchfellbewegung verringert, der Atemstrom kann nicht gezielt genug dosiert werden und die Stimme verändert sich in ihrem Klang, sie ist nicht mehr klar und nicht mehr so belastbar.
Eine weitere Komponente, die diese Eigenschaften verstärken kann, sind Verspannungen im Schulter-, Nacken- oder Halsbereich, welche Fehlspannungen im Bereich des Kehlkopfes und letztendlich der Stimmlippen zur Folge haben können.

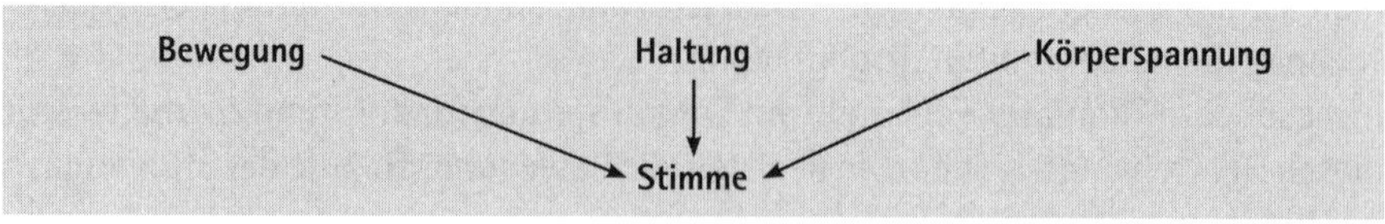

Das heißt also, dass ein angemessenes Maß an **Bewegung**, eine gute und locker aufgerichtete **Haltung** sowie ein ausgeglichener Muskeltonus wesentliche **Voraussetzungen** für eine gesunde und belastbare Stimme darstellen.

Merkmale einer gesunden Stimmgebung

Individualität der Stimme

Stimme ist uns von Geburt an gegeben. Sie ist ein individuelles Kennzeichen unserer Person und drückt auch unsere Stimmung aus. Eine Stimme kann hoch oder tief, hell oder dunkel, klar oder heiser bis rau sein. Jede dieser Stimmen kann als angenehm oder unangenehm empfunden werden.
Die gesunde Stimme klingt klar, ist resonanzreich, tragfähig und belastbar. Trotzdem klingt jede Stimme anders, spricht jeder Mensch anders.

Hohe Töne, tiefe Töne und die „goldene" Mitte

Normalerweise haben Kinder und Frauen hohe und Männer tiefe Stimmen.
Das liegt zum einen an den organischen Gegebenheiten. Der Klang ist sowohl abhängig von Größe und Form des Kehlkopfes, der Beschaffenheit der Stimmlippen als auch vom so genannten **Ansatzrohr** (Kehlraum, Rachenraum, Mund- und Nasenhöhle) und letztendlich von den **Artikulationsorganen** (Abb. 5) wie Lippen, Zunge, Unterkiefer und Gaumensegel (den beiden Häutchen, an denen das Zäpfchen hängt). Zum anderen natürlich auch von der Beweglichkeit dieser Organe und dem motorischen Geschick der jeweiligen Person.

Abb. 5: Artikulationsorgane

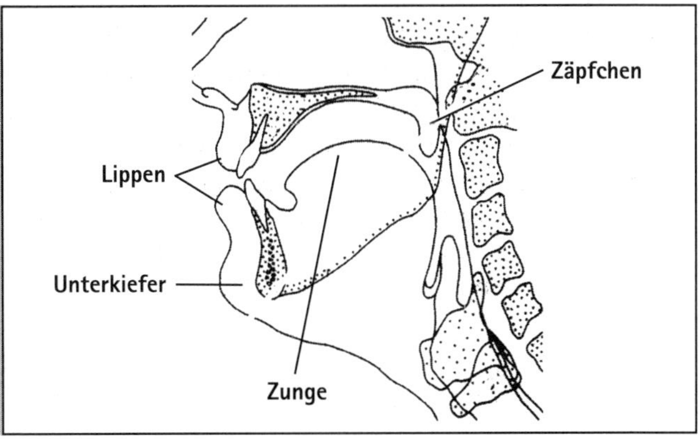

Der eigentliche Ton entsteht im Kehlkopf. Die Spannung der Stimmlippen entscheidet, ähnlich wie die Spannung der Saite auf einem Instrument, über die Höhe oder Tiefe eines Tones. Auf dem oben genannten Weg wird er dann verändert, bis er unseren Mund verlässt und zu Sprache werden kann.

Jede gesunde Stimme kann hohe und tiefe Töne produzieren, dies wird besonders deutlich beim Singen. Aber auch beim Sprechen variieren wir die Tonhöhe. Wir können damit z.B. ausdrücken, ob wir etwas fragen oder weitersprechen möchten oder unseren Redebeitrag beenden wollen.
Der durchschnittliche Umfang einer gesunden Stimme umfasst 2-2½ Oktaven. Im unteren Drittel dieses Stimmumfanges liegt unsere so genannte **Indifferenzlage**, das ist der Bereich, in dem wir überwiegend sprechen sollten, also die „goldene" Mitte. Ein dauerhaftes Verlassen dieser Indifferenzlage, insbesondere in die höheren Tonlagen, kann eventuell irgendwann eine Schädigung der Stimme zur Folge haben, da die Stimmlippen auf Dauer dieser Belastung bzw. Anstrengung nicht gewachsen sind.

Stimme und Artikulation – ein Zusammenspiel

Wie die Stimme im Kehlkopf entsteht, wurde bereits dargestellt. Der so entstandene Ton gelangt über das **Ansatzrohr** (vgl. oben) nach außen und wird dabei durch die verschiedenen Hohlräume klanglich verändert. Werden die Räume des Ansatzrohres effektiv genutzt, entsteht ein vollerer Stimmklang, die **Resonanz** wird verbessert.

Aus dem entstandenen Klang werden dann mit Hilfe der Bewegungen von Zunge, Lippen, Gaumensegel und Unterkiefer Laute gebildet. Die eben genannten Organe bezeichnen wir als **Artikulationsorgane**. Je genauer diese Organe die einzelnen Laute bilden und aneinander reihen, umso besser wird normalerweise die Verständlichkeit der Aussprache. Eine gute Ausformung der Laute hat meist auch gleichzeitig eine Vergrößerung und Weitung von Mund-, Rachen- und Kehlraum zur Folge. Damit wiederum wird die Resonanz positiv beeinflusst.
Das Zusammenspiel von guter Resonanz und deutlicher Artikulation ist eine weitere Grundlage für eine klangvolle und tragfähige Stimme.

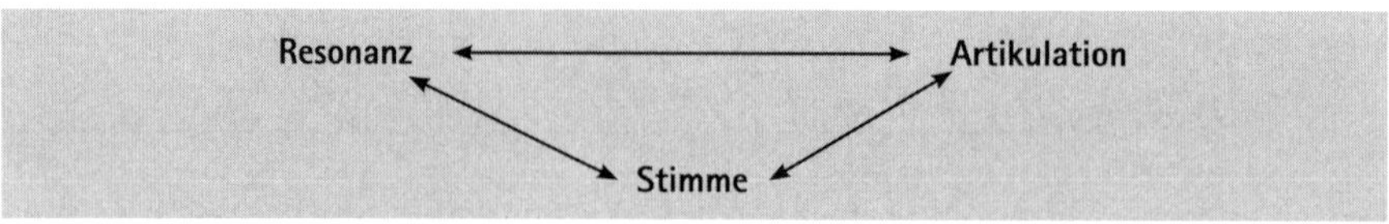

Lautstärke

Ein weiteres Kennzeichen einer gesunden Stimme ist die **Variabilität der Lautstärke**. Jede Stimme sollte ohne Probleme über einen längeren Zeitraum bei normaler Dialoglautstärke, also im Zweiergespräch funktionieren.

Lautes Sprechen in einem größeren Raum oder vor einer Klasse (Raumlautstärke) sollte mühelos ca. 4-5 Stunden möglich sein. Letztendlich kann eine gesunde Stimme bis zur Rufstimme gesteigert werden. Bei entsprechender Technik bzw. entsprechendem Training ist auch diese Lautstärke über eine begrenzte Zeit nicht schwierig. Abhängig ist die Stimmlautstärke von der Dosierung des Ausatemstromes, der durch die Aktivität des Zwerchfells gesteuert werden kann und durch die entsprechende Einstellung der Stimmlippen.
Meist unproblematisch ist der Einsatz einer leisen Stimme. **Flüstern** allerdings ist eine sehr anspruchsvolle Leistung für die Stimmlippen, da diese hier eine besondere Einstellung einnehmen, beim Stimmlippenschluss immer ein kleines Dreieck offen bleibt, durch welches Luft entweicht, und somit zur Stimmerzeugung viel Anstrengung benötigt wird.

Die Variabilität der Lautstärke ist nicht nur Kennzeichen einer gesunden Stimme, sondern auch ein wesentliches Mittel, um unseren Aussagen entsprechenden Ausdruck zu verleihen.

Sprechtempo

Kurz noch etwas zum **Sprechtempo**. Es ist in seiner Variabilität ein wichtiges Ausdrucksmittel. Das Sprechtempo hängt normalerweise eng mit der Artikulation zusammen. Bei angemessenem langsamen Sprechtempo sind wir in der Regel gut verständlich, je schneller wir aber sprechen, umso undeutlicher werden wir meistens. Dies wiederum steht in Verbindung mit der Beweglichkeit unserer Artikulationsorgane. Je schneller wir sprechen, desto geringer wird normalerweise die Beweglichkeit der Artikulationsorgane, insbesondere die des Unterkiefers. Damit wird die Weite, die sonst im Ansatzrohr zur Verfügung steht, eingeschränkt.
Weniger Weite bedeutet zugleich auch weniger Resonanz. Diese benötigen wir aber, wie schon erwähnt, für eine klangvolle und tragfähige Stimme. Es kommt zu erhöhter Anstrengung bei der Stimmgebung, um diese Veränderung auszugleichen. Und das wiederum kann eine angestrengt, kratzig oder kehlig klingende Stimme zur Folge haben und sich auf lange Frist gesehen als Mitursache für die Entstehung einer Stimmstörung entwickeln.

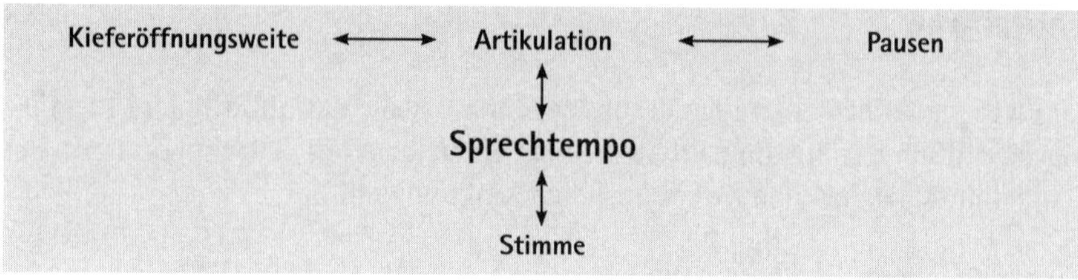

„Schnellsprecher" machen in ihrem Sprechablauf meist zu selten und damit zu wenige **Pausen**, so dass sie sich kaum Zeit zum „Luftholen" lassen. Während normalerweise die Sprechpausen u.a. dazu dienen, dem Körper wieder genügend Luft für die nächste Sprechphase zur Verfügung zu stellen, also dem Zwerchfell genügend Zeit geben, sich abzusenken, neigt der „Schnellsprecher" dazu, nach Luft zu schnappen. Typisch dafür ist eine hörbare Atmung durch den Mund. Bei normalem Sprechtempo strömt die Luft fast unhörbar, reflexmäßig durch Nase und Mund wieder in die Lunge. Durch das schnelle Einströmen der Luft steht dem Sprecher genügend Atem für die nächste Sprecheinheit zur Verfügung.

Stimmhygiene – Wie kann ich meine Stimme gesund erhalten?

Stimmhygiene

Hygiene kommt aus dem Griechischen. „Hygieinos" bedeutet so viel wie heilsam, der Gesundheit zuträglich. Hygiene beinhaltet somit alle Bestrebungen und Maßnahmen, die zur Verhütung von Krankheiten und gesundheitlichen Schäden beitragen.
Körperhygiene ist uns vertraut. Angefangen von der Reinigung und Pflege über die Ernährung bis hin zur sportlichen Betätigung kennen wir viele Maßnahmen, die zu unserer Gesunderhaltung beitragen können.

Ebenso gibt es auch eine Vielzahl von Möglichkeiten, die der Vorbeugung von Stimmerkrankungen dienen. Diese werden im Folgenden näher erläutert.

Einflüsse auf die Stimme

Zuerst einmal sollte man sich bewusst werden, dass wir tagtäglich einer Vielzahl von Situationen ausgesetzt sind, die sich positiv oder negativ auf unsere subjektive Gesamtbefindlichkeit auswirken, das heißt, dass sie unsere Stimmung beeinflussen. **Stimmung** hat etwas mit „Gestimmtheit" und letztendlich mit **Stimme** zu tun.

> *Ein Beispiel:* Man kommt morgens zur Arbeit und hat schlecht geschlafen, vielleicht noch Kopfschmerzen und fühlt sich nicht so wohl. Trotzdem versucht man ein freundliches Gesicht zu machen, was – angenommen – auch noch gelingt. Erstaunlicherweise kann es passieren, dass Kollegen, die einen gut kennen, plötzlich fragen, was denn los sei. Auf die meist folgende Frage „Ach nichts weiter, wieso denn?", kommt die Antwort: „Du **klingst** so, als ob es dir nicht gut geht." Ähnliches kann sich auch am Telefon abspielen, obwohl man seinen Gesprächspartner nicht einmal zu Gesicht bekommt.

Unsere Stimme drückt anhand ihres Klanges, ihrer Tonhöhe und ihres Timbres unsere Stimmung aus und wird deshalb auch als „Spiegel unserer Seele" bezeichnet. Das heißt also, dass unsere psychische Verfassung, Freude, Ärger, Stress usw. Einfluss auf unseren Stimmklang haben.

Im engen Zusammenhang damit steht unsere körperliche Verfassung, insbesondere unser Spannungsgefüge und unsere Haltung.
Sind wir müde und erschöpft, ist der Tonus zumeist gering und es fällt schwer, eine aufgerichtete Haltung beizubehalten. Der Rücken wird im Schulterbereich rund, und die Schultern fallen nach vorn (Abb. 6). Die Stimme klingt eher leise, die Lust zum Sprechen ist vielleicht geringer.
Sind wir gut gelaunt und ausgeruht, ist der Tonus ausgeglichener und die Haltung aufgerichteter (Abb. 7). Es fällt leichter, länger mit anderen zu kommunizieren, und die Konzentration ist besser. Die Stimme klingt voller und ist belastbarer.
Von Tonus und Haltung wird, wie bereits anfangs erwähnt, auch die Atmung wesentlich beeinflusst. Ein dauerhaft erhöhtes Spannungsgefüge hat eine unphysiologische Atmung zur Folge, die letztendlich zu Beeinträchtigungen der Stimmgebung und der Stimmbelastung führen kann.

Weitere Faktoren, die Auswirkungen auf die Stimme haben können, sind Gewohnheiten wie Rauchen oder übermäßiger Alkoholgenuss. Aber auch das Geschlecht, das Körperempfinden, das Lebensalter, der individuelle Lebensstil, die familiäre Situation, die berufliche Umgebung und die Berufsjahre, Belastungen oder Erkrankungen sind nicht ohne Einfluss auf unsere stimmliche Qualität.

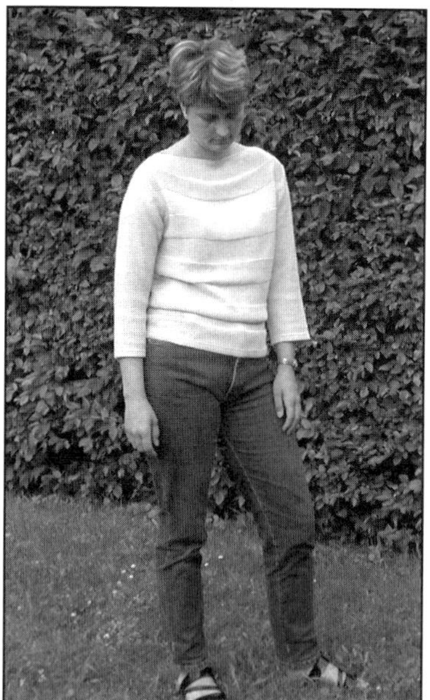

Abb. 6: Müde und erschöpfte Haltung – geringer Tonus

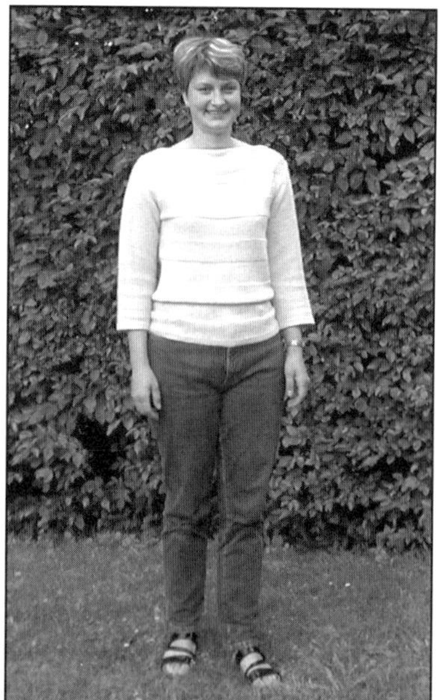

Abb. 7: Aufgerichtete Haltung – Tonus ausgeglichener

Inwiefern lassen sich all diese Faktoren in Verbindung mit Stimmhygiene bringen?
Um die Stimme gesund erhalten zu können, ist es wichtig zu wissen, wovon die Stimme „bestimmt" wird, wo Zusammenhänge bestehen. Erst dann ist es möglich, eine gezielte Auswahl an Maßnahmen zu treffen, die sich positiv auf das stimmliche Geschehen auswirken.

Ratschläge und Tipps zur Stimmhygiene

Dieser Teil untergliedert sich in Prophylaxe und Akutfall. Besonders im ersten Abschnitt werden viele Hinweise allgemeiner Art nicht unbekannt sein, sollen aber wegen ihres Einflusses auf die Gesunderhaltung der Stimme nicht unerwähnt bleiben. Im zweiten Abschnitt sind Maßnahmen aufgeführt, die bei akuten stimmlichen Überbelastungen oder Erkältungen hilfreich sind.

Prophylaktische Maßnahmen

- *Ausgeglichener Lebensrhythmus*
  Ein ausgeglichener Lebensrhythmus mit entsprechenden **Schlaf- und Wachanteilen,** insbesondere genügend Schlaf, trägt zum allgemeinen Wohlbefinden bei und fördert die Leistungsfähigkeit sowie die psychische Stabilität.
  Die **Be- und Entlastungsphasen** innerhalb eines Tages sollten aus o.g. Gründen ebenfalls in einem ausgewogenen Wechselverhältnis stehen.

- *Sprechergerechte Haltung*
  Die Körperhaltung, insbesondere bei sprecherischen Aktivitäten, sollte **gut aufgerichtet und locker** sein. Dadurch werden eine optimale Einstellung auf die Stimmgebung und das Sprechen gewährleistet sowie eine günstige Voraussetzung für die Atemfunktion geschaffen.

- *Physiologische Atmung*
  Die physiologische Atmung als Grundlage einer gesunden Stimmgebung ist wesentlich mit einer freien Atmung durch die Nase verbunden. Diese **Nasenatmung** dient zur Erwärmung, zur Reinigung und zum Anfeuchten der Einatemluft.
  Weiterhin sollte auf Kleidung geachtet werden, welche die Thorax- und Zwerchfelltätigkeit nicht beeinträchtigt. Demzufolge ist **einengende Kleidung unbedingt** zu **meiden.**

Regelmäßige **Bewegung** an frischer Luft und **leichte sportliche Betätigung** regen die Atmungsaktivität an, fördern die Durchblutung und stärken das Immunsystem.
Beim Sprechen ist darauf zu achten, die **Atempausen** einzuhalten und nicht nach Luft zu schnappen. Prinzipiell darf **nicht während der Einatmung** gesprochen werden.

- *Bekleidung*
  Wählen Sie dem Wetter angepasste Kleidung, um Erkältungen vorzubeugen. Sollten Sie sehr empfindlich im Halsbereich sein, tragen Sie ein Tuch oder einen Schal um den Hals.

- *Raumklima*
  Ein gesundes Raum- und Wohnklima ist durch ausreichend **frische Luft** und genügend **Luftfeuchtigkeit** gekennzeichnet. Dies dient der Pflege der Schleimhäute und einer gesunden Atmung.
  Der Aufenthalt in überheizten, trockenen Räumen sollte nach Möglichkeit vermieden werden. Sollte dies nicht möglich sein, hilft es z.B., feuchte Handtücher über die Heizung zu hängen.
  Räume oder Aufenthaltsorte mit **starker Luftverschmutzung** durch Staub, Rauch, Abgase, chemische oder organische Substanzen („Wohngifte", Schimmelpilze, Allergene) sollten gemieden werden, da dadurch Schleimhautschädigungen entstehen können, die Stimmstörungen und andere Erkrankungen zur Folge haben können.

- *Ernährung*
  Eine gesunde und ausgewogene Ernährung ist wichtig für das allgemeine Wohlbefinden und hat auch positive Auswirkungen bezüglich der Gesunderhaltung der an Stimme und am Sprechen beteiligten Organe.
  Unvernünftige Ess- und Trinkgewohnheiten, aber vermutlich auch in der Nahrung enthaltene Stoffe wie z.B. Konservierungsmittel, können zur Übersäuerung des Magens und zum Rückfluss des sauren Mageninhalts führen (Sodbrennen, Reflux), was **Schädigungen der Schleimhäute** der Stimmlippen zur Folge haben kann.
  <u>Wenn Sie solche Beschwerden kennen, sollten Sie diese bei einem Arzt abklären lassen</u>. Oftmals sind die Probleme leicht mit Medikamenten zu beheben.
  Sehr kalte/heiße bzw. scharfe Speisen und Getränke sind mit Vorsicht zu genießen, da sie, indem sie zu **Schleimhautreizungen** führen, ebenfalls schädigenden Einfluss auf die Stimmlippen haben können.

Zu reichliche und blähende Speisen sollten insbesondere vor Sprechbelastungen gemieden werden, da hierdurch die Atmung behindert wird.

- *Getränke*
  Schleimhautpflege bedeutet viel trinken. Pro Tag sollten mindesten 1,5 bis 2 Liter Flüssigkeit aufgenommen werden. Dazu gehören Tee, Wasser, Säfte u.Ä., nicht eingerechnet werden alkoholische Getränke sowie Kaffee, da diese dem Körper Flüssigkeit entziehen. (1 Tasse Kaffee entzieht dem Körper ca. 2 Tassen Flüssigkeit, deshalb müssten zusätzlich zum Kaffee noch 2-3 Tassen Wasser getrunken werden.)

- *Stimmgebrauch*
  Häufiger und übermäßiger Stimmgebrauch kann Stimmstörungen hervorrufen. Deshalb sind bei starker, intensiver stimmlicher Belastung einige Regeln zum Stimmgebrauch zu beachten.
  - Sprechen Sie immer in einer Tonlage, in der Sie sich wohl fühlen. Diese sollte nicht zu hoch, aber auch nicht zu tief sein und im unteren Drittel Ihres Stimmumfanges liegen, also der so genannten **Indifferenzlage** entsprechen. Ständig zu hohe Sprechtonhöhe ist ebenso wie häufiges Schreien oder Flüstern stimmschädigend. Beachten Sie deshalb Ihre individuelle Sprechtonhöhe und eine der Situation angepasste Lautstärke.
  - Sprechen Sie **nicht längere Zeit gegen Lärm**, da reflektorisch eine Steigerung von Lautstärke und Tonhöhe erfolgen kann. Sollten Sie berufsmäßig dazu gezwungen sein, überlegen Sie, ob Sie eventuell technische Hilfsmittel nutzen können.
  - Wenn Sie in engem Kontakt mit Hörgeschädigten bzw. Menschen, die **Hörgeräte** tragen, stehen, bitten Sie darum, dass diese beim Gespräch auch getragen werden und funktionstüchtig sind.
  - Gönnen Sie sich und Ihrer Stimme nach jeder stimmlichen Belastung auch **ausreichende Erholung.**
  - **Eine deutliche, nicht übertriebene Aussprache** erhöht die Verständlichkeit stimmschonender als die Lautstärke. Geringe Mundöffnung (enge Artikulation) und nach hinten verlagerter Stimmansatz (knödeln) behindern die Tragfähigkeit der Stimme und führen zu Fehlspannungen der an der Stimmgebung beteiligten Muskulatur. Unangepasste Lautstärke führt zu schnellerer Stimmermüdung.
  - Versuchen Sie, **Räuspern und Husten** zu vermeiden, da dies eine erhebliche Kehlkopfbelastung darstellt und schädlich für die Stimmlippen ist. Versuchen Sie Speichel zu schlucken oder trinken Sie einige Schlucke Wasser, das hilft fast immer. Räuspern führt nur dazu, dass die

Schleimproduktion angeregt wird und Sie erneut ein Räusperbedürfnis verspüren, damit gelangen Sie in einen **Teufelskreis**, der leicht zu einer Angewohnheit werden kann, die nicht nur stimmschädigend ist, sondern auch von vielen Gesprächspartnern als störend empfunden wird.

- Sollten **größere Stimmbelastungen** anstehen, wie z.B. Referate oder längere Gespräche, die meist auch mit einer gewissen psychischen Anspannung verbunden sind, nehmen Sie sich **ausreichend Zeit** zur geistigen Einstellung auf Aufgabe und Zuhörer. Außerdem ist es sinnvoll, physisch und psychisch **ausgeruht** an solche Aufgaben heranzugehen.
- Bei **längerem Sprechen** ist es empfehlenswert, auch zwischendurch mal etwas zu **trinken**, am besten Wasser.

■ *Schadstoffe*

- **Aktives Rauchen und passives Rauchen** führen zu Schleimhautschädigungen. Verzichten Sie auf Zigaretten bzw. gewöhnen Sie sich das Rauchen ab und halten Sie sich möglichst selten in verrauchten Räumen auf. Bitten Sie Familienangehörige, außerhalb der Wohnung oder in einem separaten Raum zu rauchen, sofern diese nicht bereit sind, das Rauchen einzustellen.
- **Alkohol** führt zu Schleimhautreizungen sowie zur Verschlechterung der fein- und grobmotorischen Koordination. Gegen ein Gläschen Wein oder ein Bier ist sicher nichts einzuwenden, solange es als Genussmittel dient. Die schleimhautschädigende Wirkung, insbesondere stärkerer alkoholischer Getränke, kann bereits am nächsten Tag in Form von stimmlichen Beschwerden (Kratzen im Hals, Räusperbedürfnis ...) spürbar werden.
- Staub (Metall, Holz ...), Rauch, Dämpfe (Farben, Benzin ...), Abgase, chemische oder organische Substanzen („Wohngifte", Schimmelpilze ...) sind Stoffe, die in **größeren Mengen schädlich** für den Menschen werden können und auch **Ursache** für Stimmerkrankungen sein können. Vermeiden Sie möglichst die tiefe und lange Einatmung solcher Stoffe.
- **Vorsicht im Umgang mit Medikamenten!**
  Die meisten Medikamente haben Nebenwirkungen, einige können sich – wenn auch eher selten – im Einzelfall auch auf die Stimmfunktion auswirken, indem sie zu Beeinträchtigungen der Koordinationsmechanismen führen, sich negativ auf die Schleimhaut auswirken oder auch Gewebsveränderungen an den Stimmlippen zur Folge haben können.
  Treten bei der Einnahme von Medikamenten auffällige stimmliche Veränderungen auf, sollten Sie umgehend Ihren Arzt kontaktieren und evtl. eine phoniatrische Diagnostik hinzuziehen.

Zu den Medikamenten, bei denen besondere Achtsamkeit geboten ist, gehören beispielsweise Psychopharmaca, Hormonpräparate (Pille), Medikamente gegen Bluthochdruck, diverse Schmerz- und Betäubungsmittel, um nur einige Gruppen zu nennen.

- Auch im Umgang mit **ätherischen Ölen** und Inhalationslösungen ist Vorsicht geboten. Diese können bei falscher Dosierung zu Verätzungen führen und die Schleimhauttrockenheit fördern.

Maßnahmen im Akutfall

- **Schonen Sie Ihre Stimme!** Halten Sie möglichst Stimmruhe, d.h., schweigen Sie bzw. sprechen Sie **ökonomisch: langsam** sprechen, **deutlich** artikulieren, Sprech**pausen** machen, **leise** sprechen – aber **nicht flüstern**!

- **Vermeiden** Sie nach Möglichkeit **stark gepresstes Husten und Räuspern**.

- Trinken Sie mindesten 2-2,5 Liter pro Tag! Trinken Sie möglichst keine zu kalten oder zu heißen Getränke.

- Versuchen Sie Ihre **Nase freizuhalten**: z.B. durch warme (nicht zu heiße) **Kopfdampfbäder** mit Emser-Salz aus der Apotheke (bei trockener Schleimhaut etwa 14 Tage) oder notfalls auch mit Kochsalz (in geringer Dosierung). Manche schwören auch auf Kamille (trocknet aber bei längerem Gebrauch auch die Schleimhäute aus).
  Man erhitzt etwas Wasser (mit Salz oder Kamille) in einem Topf, bis es dampft, hängt sich ein großes Handtuch über den Kopf und inhaliert den Dampf. Danach sollte man noch mindestens eine halbe Stunde im Warmen bleiben bzw. den Kopf gut warm halten oder am besten ins Bett gehen. Kalte Luft oder Zugluft wirken sich negativ aus.
  Diverse Inhalationsgeräte (Machtholdt-Inhalator) sind im Handel erhältlich.

- Vorsicht ist bei **Lutschtabletten** geboten. Insbesondere ätherische Öle können die Schleimhaut reizen.
  Empfehlenswert sind „Emser-Pastillen" oder „Islamoos". Diese wirken beruhigend und verhindern durch das vermehrte Schlucken ein zu starkes Austrocknen der Schleimhäute.

- Als hilfreich bei Erkältungen haben sich auch **schleimlösende Mittel** wie Fenchel-, Salbei- oder Thymian-Tee (oder -Sirup oder -Tropfen) erwiesen.

- Zum **Gurgeln** eignen sich Salbei-Tee oder auch Salzlösungen. Emser-Salz ist fertig portioniert in der Apotheke erhältlich. Notfalls kann man auch einfach Kochsalz in geringer Dosierung (ca. 1/4 Teelöffel auf 200 ml Wasser = 1 großer Becher) als Ersatz nehmen.

- Ansonsten gibt es sicher noch eine Reihe weiterer **Hausmittel**, wie warme oder kalte Halswickel, Spülen der Nase mit Emser-Salzlösung, Einreibungen oder Ähnliches, wobei hier jeder seine positiven Erfahrungen nutzen kann.

- Des Weiteren sollten natürlich auch die unter Prophylaxe genannten Regeln zur Stimmhygiene berücksichtigt werden.

Eine Erkältung kann Atmung und Stimme beeinflussen. Suchen Sie deshalb einen Arzt auf. Insbesondere bei Sprechberufen ist Arbeitsunfähigkeit angezeigt.

Jede länger als 3 Wochen (unabhängig von einer Erkältung) anhaltende Heiserkeit muss ärztlich abgeklärt werden!

Trainingseinheiten zur Steigerung der stimmlichen Leistungsfähigkeit

Wahrnehmung

Eine wesentliche Voraussetzung zur Arbeit an allen anderen, die Stimme beeinflussenden Bereichen ist die Verbesserung der Eigenwahrnehmung.
Dazu ist es sinnvoll, sich besonders mit dem Spannungsgefüge des Körpers auseinander zu setzen, aber auch alle anderen Sinne, insbesondere das Gehör, zu schulen.
Im Folgenden dazu einige Übungsanregungen:

Ü 1: Setzen Sie sich in einer für Sie typischen Haltung auf einen Stuhl. Versuchen Sie herauszufinden, an welchen Stellen Ihr Körper Kontakt mit der Sitzgelegenheit hat. Stellen Sie fest, ob diese Kontaktflächen groß oder klein sind, wie sie sich anfühlen (z.B. hart/weich) und welche Form sie haben.

Ü 2: Nehmen Sie eine für Sie bequeme Sitzhaltung auf einem Stuhl ein. Finden Sie heraus, ob Sie in irgendeinem Körperteil Spannungen spüren können. Nehmen Sie dann verschiedene andere Sitzpositionen ein, die Sie evtl. auch bei anderen Personen beobachtet haben (z.B. verhaken Sie Ihre Füße hinter den Stuhlbeinen), und überprüfen Sie wieder, ob Sie in einzelnen Bereichen des Körpers Spannungen spüren können.

Ü 3: Gehen Sie durch den Raum, bleiben Sie plötzlich stehen und spüren Sie nach, ob Sie irgendwo Spannungen spüren können.

Ü 4: Gehen Sie an der frischen Luft spazieren. Bleiben Sie an einem schönen Ort stehen, schließen Sie die Augen und genießen Sie mit allen Sinnen Ihre Umgebung (Abb. 8). Hören Sie plötzlich mehr? Nehmen Sie Gerüche bewusster wahr und spüren Sie die Luft auf der Haut und in der Nase? Dann sind Sie dabei, Ihre Wahrnehmungsmöglichkeiten gezielter einzusetzen.

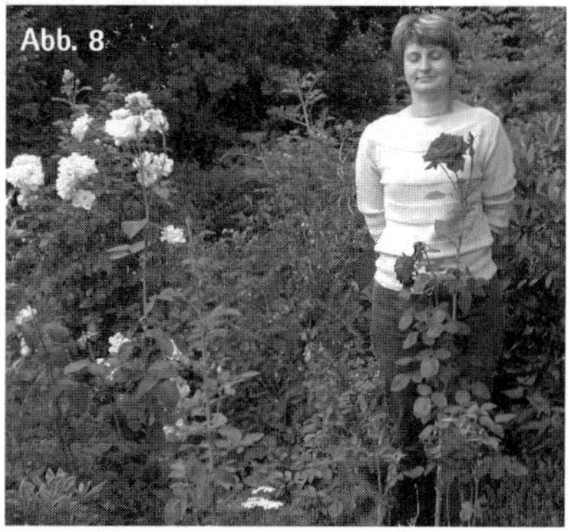
Abb. 8

Ü 5: Schulen Sie Ihr Gehör. Versuchen Sie, beim Radiohören oder Fernsehen herauszufinden, welche Stimmen Ihnen angenehm oder auch unangenehm sind und woran das liegt (am allgemeinen Stimmklang, an der Tonhöhe, in der gesprochen wird, am Sprechtempo, an der Betonung, an der Aussprache ...).

Ü 6: Eine weitere Möglichkeit, das Gehör zu sensibilisieren, lässt sich gut als Spielmöglichkeit in der Familie realisieren. Jedes Familienmitglied nimmt verschiedene Klänge und Geräusche aus der Natur oder im Hause auf Tonband auf (z.B. Tür öffnen/schließen, Papier zerreißen/zerknüllen, Telefonklingel, Wohnungsklingel, Wasser läuft/tropft in einen Topf/ Eimer, Computer wird angestellt, Tierlaute, Fahrzeuggeräusche, Gewitter ...). Dann setzt man sich zusammen und versucht die Geräusche zu erraten. Es ist manchmal erstaunlich, was man da über die Wahrnehmung seiner Umgebung herausfindet.

Entspannung

Die Möglichkeiten zur Entspannung im Alltag sind sehr vielfältig. Manchmal ist es z.B. ein angenehmer Spaziergang, ein anderes Mal Musik oder ein gutes Essen u.s.w., die für Entspannung sorgen.
Aber es gibt auch eine Vielzahl von Übungen und Methoden, die – regelmäßig angewandt – einen ganz gezielten Spannungsabbau ermöglichen. Diese Methoden kann man an Volkshochschulen, über Krankenkassen oder auch in physio- und psychotherapeutischen Praxen sowie in freien Kursangeboten erlernen. Zu diesen Entspannungsmethoden, die z.T. auch mit Atemübungen verbunden sind, gehören unter anderem das Autogene Training, die Progressive Muskelrelaxation nach E. Jacobson (PMR), Fantasiereisen, die Feldenkraismethode, Eutonie nach Gerda Alexander, Thai Chi, Qi Gong - um nur einige zu nennen.

Tipp:
Eine andere Variante zum Erlernen solcher Techniken sind Tonbandkassetten und CDs. Hier bekommt man die entsprechenden Texte gesprochen und kann sich somit sehr gut auf sich selbst konzentrieren. Die Materialien sind z.T. im Handel erhältlich, teilweise werden sie auch von Krankenkassen kostenfrei angeboten. Erkundigen Sie sich bei Ihrer Krankenkasse!

Da es schwierig ist, die Methoden ohne Anleitung zu erlernen, möchte ich hier nur auf eine sehr modifizierte und verkürzte Form der Entspannung in Orientierung an der PMR eingehen, die auch gleichzeitig eine gute Übungsmöglichkeit zur Förderung der Wahrnehmung von Spannung und Entspannung der Muskulatur darstellt.

Funktionsweise der Übung:
Man versucht einzelne Muskelpartien anzuspannen, die Spannung zu spüren und wieder zu lösen, um danach das Gefühl der Entspannung deutlich zu erfahren. Durch regelmäßiges Training sollte man dahin gelangen, den entspannteren Zustand im Alltag, z.B. in Stresssituationen, bewusst einsetzen zu können. Das bedeutet, dass man in angespannten Situationen loslassen kann bzw. lernt, immer wieder und relativ schnell in eine ausgeglichene (eutone) Körperspannung zurückzufinden.

Beim Üben gilt es Folgendes zu beachten:

→ Versuchen Sie, nur einzelne Körperteile (Muskelpartien) anzuspannen.
→ Spannen Sie jeden Bereich nur so weit an, wie die Spannung noch angenehm ist. Zählen Sie dabei gedanklich langsam bis 3 oder 5.
→ Atmen Sie auch beim Anspannen weiter.
→ Die Entspannungsphase sollte länger sein (mind. 3-5 Atemzüge bei ruhiger Atmung) als die Anspannung.
→ Die Übung ist im Liegen oder im Sitzen möglich.
→ Die Augen können offen oder geschlossen sein.
→ Am Anfang ist es sinnvoll, jede Körperpartie 2x zu beüben.

Übungsablauf:

☐ bequeme Liege- oder Sitzposition finden (Abb. 9)

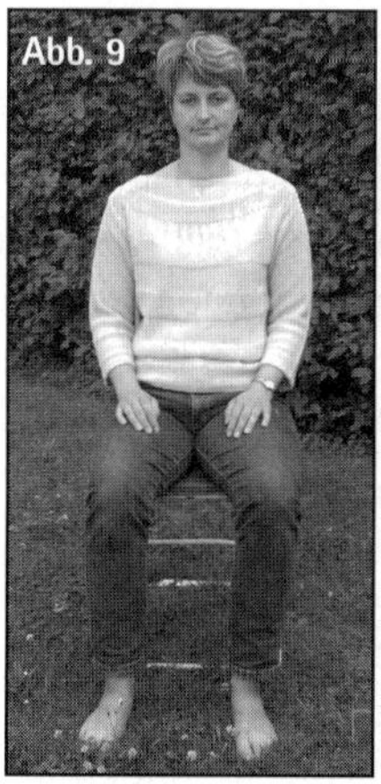
Abb. 9

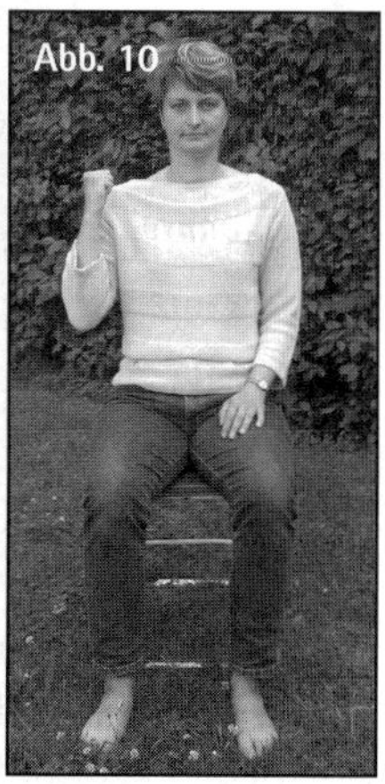
Abb. 10

rechter Arm:

☐ rechte Hand zur Faust ballen, anspannen und wieder lösen (Abb. 10)

☐ rechte Hand zur Faust ballen, Arm anwinkeln und an Oberkörper drücken, anspannen und wieder lösen

Arme vergleichen, Empfindungen und evtl. Veränderungen wahrnehmen

linker Arm:

- ☐ linke Hand zur Faust ballen, anspannen und wieder lösen
- ☐ linke Hand zur Faust ballen, Arm anwinkeln und an Oberkörper drücken, anspannen und wieder lösen

Arme vergleichen, Empfindungen und evtl. Veränderungen wahrnehmen

Schultern nach oben, in Richtung Ohren ziehen, anspannen und wieder lösen (Abb. 11)

Abb. 11

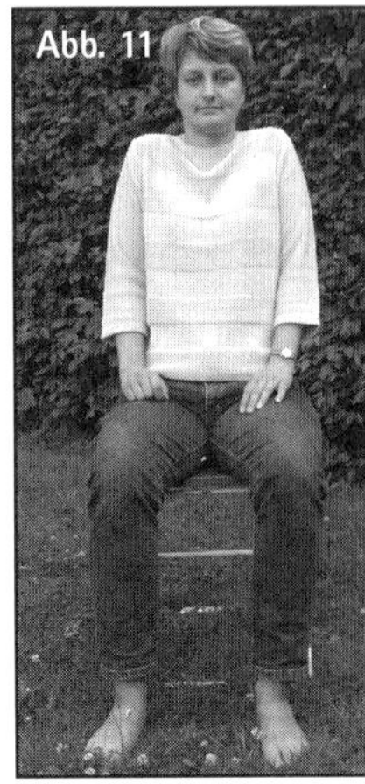

Gesichtsbereich (manchmal ist ein Spiegel hilfreich)

- ☐ Augenbrauen hochziehen, Stirn in Falten legen, anspannen und wieder lösen
- ☐ Augenlider zusammenkneifen, Nase rümpfen, anspannen und wieder lösen
- ☐ Zähne zusammenbeißen, Lippen breit ziehen, anspannen und wieder lösen, Kiefer locker lassen

Schulterblätter gegen den Boden (im Liegen)/nach hinten (im Sitzen) drücken, anspannen und wieder lösen

Bauch und Gesäß anspannen und wieder lösen

rechtes Bein:

- ☐ rechten Oberschenkel anspannen und wieder lösen
- ☐ rechten Unterschenkel anspannen und wieder lösen
- ☐ rechten Fuß anspannen und wieder lösen

Beine vergleichen, Empfindungen, evtl. Veränderungen wahrnehmen

linkes Bein:

- ☐ linken Oberschenkel anspannen und wieder lösen
- ☐ linken Unterschenkel anspannen und wieder lösen
- ☐ linken Fuß anspannen und wieder lösen

Beine vergleichen, Empfindungen, evtl. Veränderungen wahrnehmen

Abschließend gesamten Körper als Einheit/als Ganzes wahrnehmen von Füßen aufwärts bis Gesicht/Kopf, **danach dehnen, räkeln, strecken.**

Eine noch kürzere Variante:

- ☐ sofort Hand zur Faust ballen, Arm anwinkeln und an Oberkörper drücken, anspannen und wieder lösen
- ☐ Beine nicht unterteilen, sondern gesamtes Bein zur Übung nehmen

Tipp:
Wenn Sie es mögen, können Sie auch leise Musik während der Entspannung hören.

Haltung

Die **Haltung**, als eine wesentliche Voraussetzung für eine physiologische Atmung und Stimmgebung, sollte, wie bereits erwähnt, immer gut aufgerichtet und locker elastisch sein. Hohlkreuz und Rundrücken dürfen nicht entstehen.
Die physiologische Haltung sollte bei allen noch folgenden Übungsbereichen immer zuerst eingenommen werden.

Ü 1: Herstellen eines guten Bodenkontaktes durch Sensibilisierung der Fußsohlen

Stellen Sie sich ohne Schuhe auf den Boden und erspüren Sie, wie sich die Füße auf dem Boden anfühlen.
Nehmen Sie sich verschiedene Medien bzw. Materialien, wie z.B. einen Igelball, einen Tennisball, einen Stab, einen aufgeblasenen Luftballon, Kastanien oder Ähnliches.
Ertasten Sie zuerst mit der rechten und danach mit der linken Fußsohle (am besten im Stehen) nacheinander die verschiedenen Materialien. Wie fühlen sich diese an?
Stellen Sie sich danach mit beiden Füßen auf den Boden und finden Sie heraus, wie sich der Kontakt zum Fußboden nun anfühlt. Vergleichen Sie Ihre Empfindungen mit der Ausgangsposition. Schließen Sie dann die folgende Übung an.

Ü 2: Haltung im Stehen

Stellen Sie die Füße hüftbreit auseinander, so dass die Füße in etwa parallel stehen. Richten Sie Ihre Wirbelsäule und das Brustbein gut auf und lassen Sie die Kniegelenke gelöst. Die Knie dürfen niemals durchgedrückt sein. Der Kopf wird ebenfalls aufgerichtet, so dass Sie geradeaus schauen und das Kinn im rechten Winkel zum Oberkörper steht. Der Kiefer sollte dabei locker sein, das heißt, die Zahnreihen berühren sich nicht. Die Arme hängen neben dem Körper (Abb. 12).

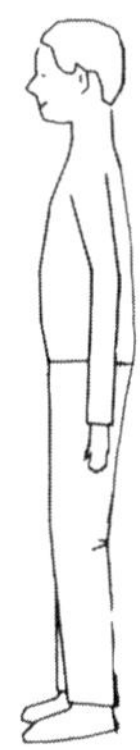

Abb. 12

Übungen und Vorstellungshilfen:

- □ Stellen Sie sich vor, Sie sind neugierig und schauen über einen hohen Zaun oder Sie sind eine Marionette, die an den Fäden an Kopf und Schultern nach oben gezogen wird.
- □ Stellen Sie sich an eine Wand und spüren Sie, dass Hinterkopf, Schulterblätter, Gesäß und Fersen Kontakt zur Wand haben.
- □ Legen Sie sich ein Buch (mit einem festen Einband) auf den Kopf und stolzieren Sie damit durch den Raum. Das Buch darf nicht herunterfallen.
- □ Pendeln Sie in der oben beschriebenen Haltung vorwärts, rückwärts und seitwärts. Kreisen ist auch möglich. Zum Vergleich versuchen Sie das Ganze auch einmal mit durchgedrückten Knien. Ist die Bewegung ebenso weich und schwingend?

Ü 3: Haltung im Sitzen

Setzen Sie sich auf das vordere Drittel eines Stuhles oder noch besser eines Hockers. Die Füße setzen Sie wieder parallel und hüftbreit auseinander. Dann richten Sie Ihre Wirbelsäule auf.

Im Sitzen sollten Sie 4 rechte Winkel feststellen können: in den Fußgelenken, den Kniegelenken, in den Hüftgelenken und zwischen Hals und Kinn. Dementsprechend sollten Sie Ihre Sitzhöhe ausrichten. Sitzen Sie besser etwas höher. Zu niedriges Sitzen wirkt sich ungünstig auf die Atmung aus.

Übungen und Vorstellungshilfen:

- □ Legen Sie Ihre Hände rechts und links unter das Gesäß und suchen Sie Ihre „Sitzhöcker" (Abb. 13). Kippen Sie das Becken nach vorn und nach hinten und finden Sie heraus, wo Sie die Sitzknochen am deutlichsten spüren. Auf dieser Stelle sollten Sie sitzen, d.h., Sie können die Hände wieder wegnehmen.
- □ Auch hier kann zur Aufrichtung die Vorstellung der Marionette genutzt werden.

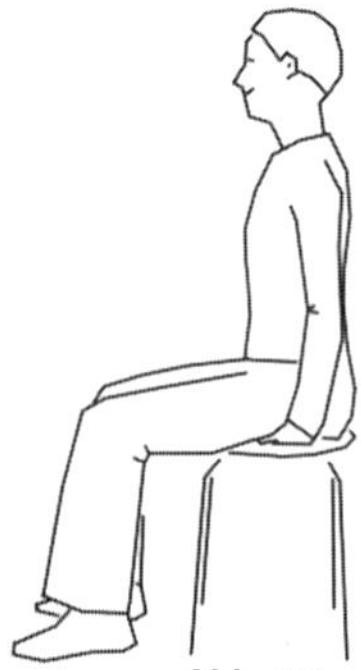

Abb. 13

Beide Haltungsmuster, im Stehen und im Sitzen, sind am Anfang oft ungewohnt. Lassen Sie sich davon nicht abschrecken, sondern versuchen Sie, immer häufiger eine gut aufgerichtete Haltung einzunehmen. Allmählich gewöhnen Sie sich daran und schaffen nicht nur die Voraussetzungen für die Stimmgebung, Sie entlasten auch Ihre Wirbelsäule.

Lockerung

In engem Zusammenhang mit der Entspannung sind auch die Übungen zur **Lockerung** zu sehen. Beides bedingt sich wechselseitig. Wem längere Entspannungsübungen im Alltag schwer möglich erscheinen, der sollte zumindest versuchen, die eine oder andere Lockerungsübung durchzuführen. Dies hilft auch gleichzeitig den Tonus zu beeinflussen.
Lockerungsübungen sind speziell für einzelne Körperteile möglich, aber auch für den gesamten Körper.
Zu beiden Varianten im Folgenden nun eine Auswahl an Übungen.

Gesamtkörperliche Lockerungsübungen

Ü 1: Dehnen – Strecken – Räkeln
(Abb. 14/15)
Diese Übung können Sie im Sitzen oder Stehen ausführen. Strecken Sie Ihre Arme so weit es geht nach oben und räkeln Sie sich. Auch die Beine werden kräftig gedehnt und gestreckt. Gähnen ist erlaubt.

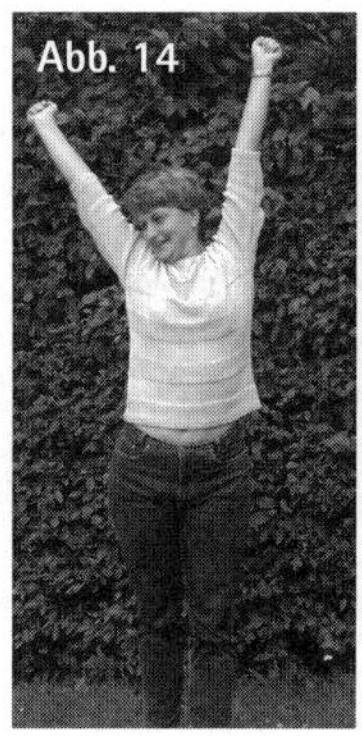

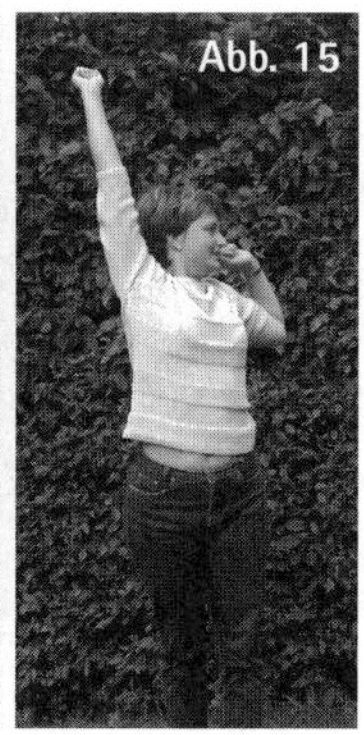

Ü 2: Obst pflücken
Stellen Sie sich vor, Sie versuchen an einem Obstbaum die obersten Früchte zu erreichen. Pflücken Sie die fiktiven Früchte ab und legen Sie diese in einen Korb, dabei gehen Sie in die Hocke und achten darauf, dass Ihr Rücken gerade bleibt.

Ü 3: Glühbirne einschrauben
Auch hier ist Ihre Vorstellung gefragt. Ihre Deckenlampe ist kaputt und Sie versuchen, auf Zehenspitzen stehend, eine Glühbirne einzuschrauben. Wechseln Sie dabei die Hände und lassen Sie die Hand, welche geschraubt hat, danach wieder locker neben dem Körper hängen.

Ü 4: Arme und Beine ausschütteln
Schütteln Sie mehrmals hintereinander die Arme und die Beine wechselseitig aus, als ob Sie sich gerade stark angestrengt hätten.

Ü 5: Abklappen

Stellen Sie die Beine etwas breiter als hüftbreit auseinander. Versuchen Sie auf Zehenspitzen zu stehen und strecken Sie sich bis in die Zehen- und Fingerspitzen (Abb.16). Lassen Sie den Körper in der Streckung und kommen Sie dabei wieder auf die Füße zurück. Lassen Sie nun nacheinander die einzelnen Körperteile locker, als ob bei einer Marionette die Fäden durchgeschnitten würden. Lassen Sie zuerst die Hände abklappen (Abb.17), dann die Arme (Abb.18) und danach den Kopf (Abb.19), wobei Sie gleichzeitig auch die Knie locker lassen. Zum Schluss lassen Sie den gesamten Oberkörper nach vorn unten fallen (Abb. 20). Spüren Sie nach, ob alle Körperteile schlaff nach unten hängen, auch der Kopf. Sie können dazu leicht mit dem Körper nach unten federn bzw. mit den Armen seitwärts pendeln.

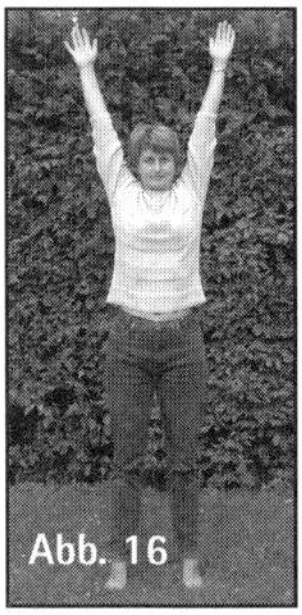
Abb. 16

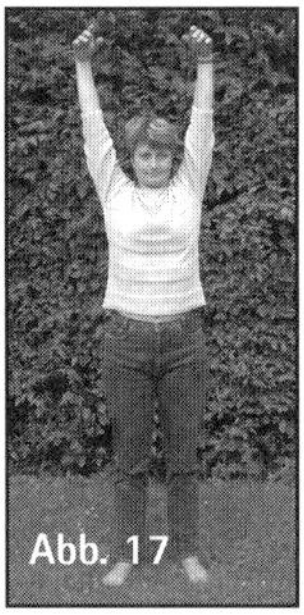
Abb. 17

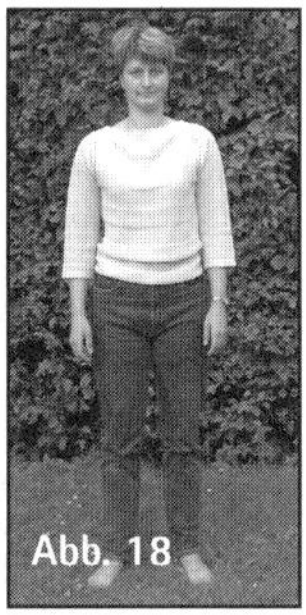
Abb. 18

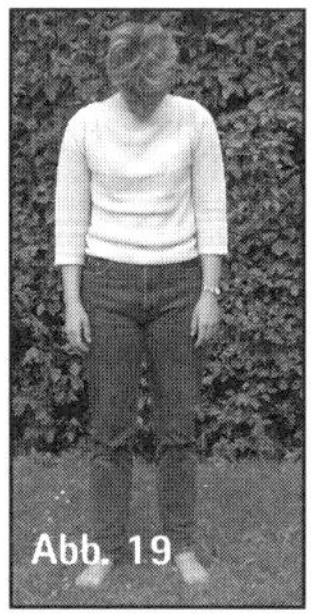
Abb. 19

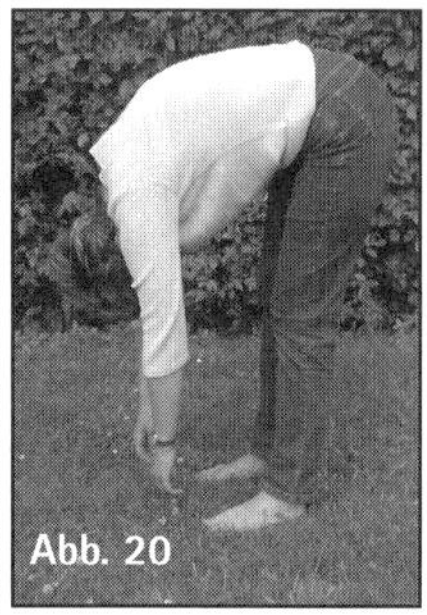
Abb. 20

Farnblatt

Richten Sie sich nun in umgekehrter Reihenfolge, wie ein Farnblatt, sehr langsam Wirbel für Wirbel wieder auf und behalten Sie die Lockerheit bei. Beginnen Sie im Lendenbereich damit, Ihre Wirbelsäule aufzurollen. Der Kopf bleibt die ganze Zeit locker hängen und wird als letztes Körperteil aufgerichtet. Mit dieser Vorgehensweise kommen Sie zu einem guten Haltungsaufbau.

Ü 6: Armschwingen

Die Arme hängen locker neben dem Körper. Beginnen Sie aus der Hüfte heraus mit leichten Seitwärtsdrehungen. Die Arme beginnen allmählich mitzuschwingen (Abb. 21). Werden Sie immer größer in Ihren Bewegungen, bis die Arme förmlich um den Körper fliegen. Nach und nach lassen Sie die Bewegungen dann wieder kleiner werden.

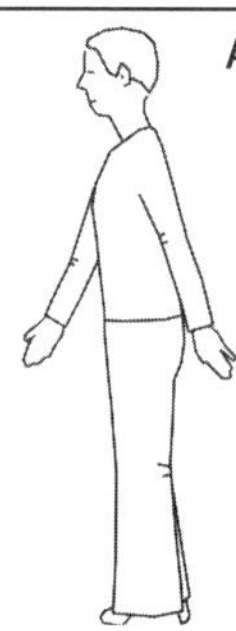
Abb. 21

Schulter-, Hals- und Nackenbereich einschließlich Kopf

Ü 1: Schulterkreisen

Kreisen Sie mit der rechten Schulter in immer größer werdenden Kreisen rückwärts, dann ebenso vorwärts und abschließend wieder rückwärts. Machen Sie dasselbe mit der linken Schulter.

Es ist auch möglich, die Übung mit beiden Schultern gleichzeitig durchzuführen.

Beide Schultern sollten sich danach locker anfühlen. Die Arme hängen entspannt neben dem Körper.

Beenden Sie die Übung immer mit rückwärtigen Kreisen, da Sie dadurch eine gute Aufrichtung erzielen und der Brustkorb geweitet wird.

Ü 2: Schultern heben und senken

Ziehen Sie die Schultern möglichst weit nach oben. Achten Sie darauf, dass die Schultern neben dem Körper bleiben und sich nicht nach vorn bewegen. Halten Sie die Spannung kurz und senken Sie dann langsam die Schultern wieder, dehnen Sie dabei so weit wie möglich nach unten. Dann lassen Sie die Schultern in eine angenehme Mittellage zurückkehren.

Ü 3: Teig kneten (Abb. 22)

Setzen Sie sich mit gegrätschten Beinen und beugen Sie den Oberkörper nach vorn, als ob vor Ihnen eine große Schüssel mit Pizzateig stünde. Lassen Sie die Arme zwischen den Beinen nach vorn in die fiktive Teigschüssel hängen und bewegen Sie nun Hände und Arme, als ob Sie einen zähen Pizzateig kneten würden. Machen Sie möglichst große Bewegungen.

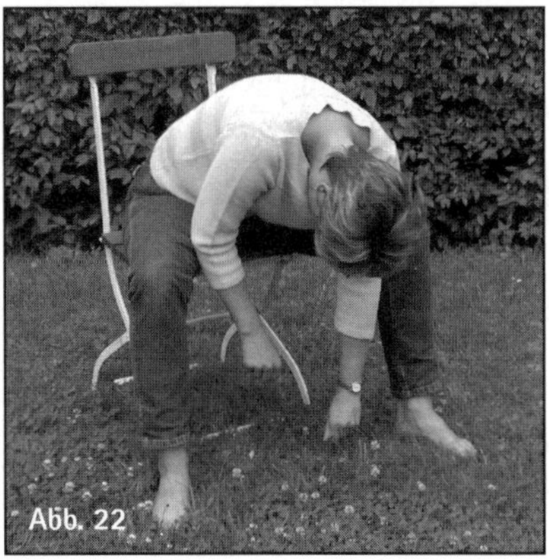
Abb. 22

Ü 4: Kopfkreisen

Lassen Sie den Kopf nach vorne sinken (Abb. 23). Bewegen Sie nun den Kopf in dieser hängenden Position wechselseitig zur rechten (Abb. 24) und linken Schulter (Abb. 25) so, dass Halbkreise entstehen.

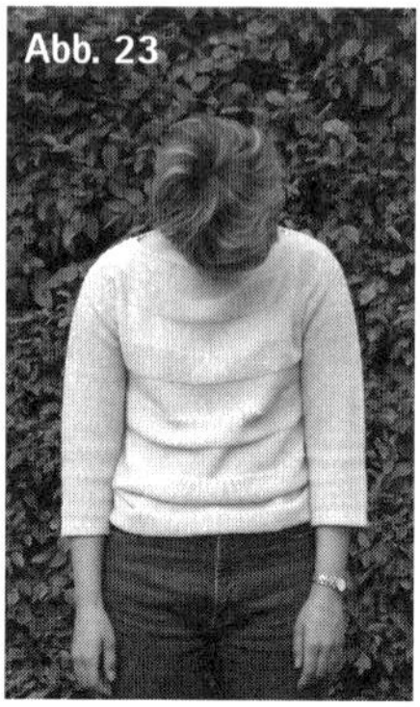
Abb. 23

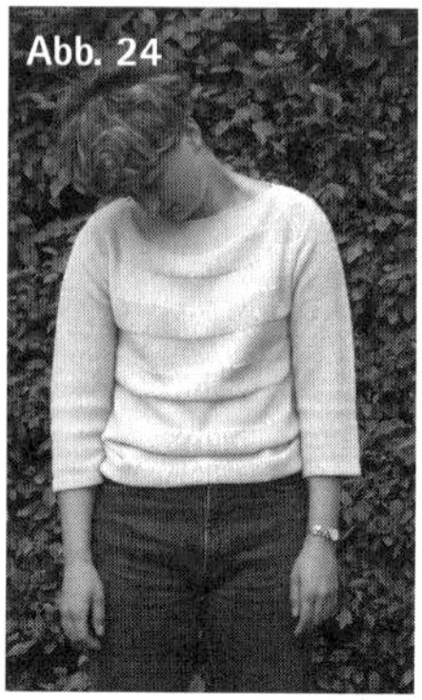
Abb. 24

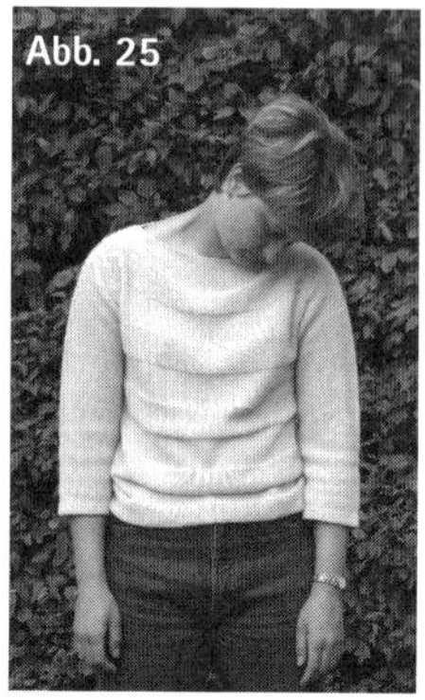
Abb. 25

Lassen Sie den Kopf nur vor dem Körper kreisen, nicht nach hinten. Dies soll nach neueren Erkenntnissen ungünstig für die Wirbelsäule sein.

Ü 5: Begrüßung

Der Kopf ist aufgerichtet. Sie drehen den Kopf, ohne die Aufrichtung zu verlieren, zur rechten und zur linken Seite. An dem Punkt, an dem die Drehung nicht mehr weiter geht, können Sie leicht mit dem Kopf nicken, so als ob Sie eine neben Ihnen stehende Person grüßen wollen.

Lockerung der Artikulationsmuskulatur

Ü 1: Ausstreichen von Gesicht, Hals und Nacken

Nehmen Sie beide Hände und beginnen Sie, von der Stirnmitte nach außen abwärts zu streichen, lassen Sie dabei die Handballen unterhalb der Wangen zwischen Ober- und Unterkiefer gleiten und öffnen Sie durch leichten Druck der Handballen sanft den Kiefer. Streichen Sie mit den Ballen weiter über den Unterkiefer. Dieser sollte sich dabei locker so weit wie möglich öffnen, ohne dass Sie sich dabei anstrengen oder mit Kraft arbeiten. Wenn Sie dabei das Bedürfnis zu gähnen verspüren, lassen Sie es geschehen. Es weitet das Ansatzrohr und entspannt. Streichen Sie dann wechselseitig mit der rechten und linken Handinnenfläche sanft vom Unterkinn abwärts über die vordere Halspartie. Ebenso können Sie mit dem Nacken verfahren.

Ü 2: Gesicht abtupfen

Beginnen Sie an der Stirn und tupfen Sie diese sanft mit den Fingerspitzen (am besten Zeige-, Mittel- und Ringfinger) ab. Gehen Sie allmählich über die Schläfen abwärts zu den Wangen und weiter bis zum Kinn. Streichen Sie danach das Gesicht noch einmal mit den Handinnenflächen ab, als ob Sie Creme im Gesicht verteilen.

Ü 3: Gesichtshaut abzupfen

Versuchen Sie mit Daumen, Zeige- und Mittelfinger die Gesichtshaut leicht abzuzupfen. Bearbeiten Sie vorwiegend dabei die Wangen und die Lippen.

Ü 4: Spannen und Lösen

Bei dieser Übung ist eine gute Eigenwahrnehmung der Spannungsverhältnisse der einzelnen Gesichtspartien notwendig. Die einzelnen Übungsteile finden Sie in ähnlicher Form in der Progressiven Muskelentspannung nach Jacobson.

Das Prinzip beruht darauf, Spannung aufzubauen, diese zu spüren, kurz zu halten und dann wieder zu lösen, so dass sich die bearbeiteten Gesichtspartien wieder glätten und angenehm entspannt anfühlen. Günstig ist es, sich bei dieser Übung im Spiegel zu beobachten.

Gehen Sie folgendermaßen vor:
Ziehen Sie die Augenbrauen nach oben und legen Sie dabei die Stirn in Falten (Abb. 26), so dass die Querfalten gut zu sehen sind.
Ziehen Sie die Augenbrauen jetzt so zusammen, dass eine Längsfalte oberhalb der Nase entsteht.
Danach die Nase rümpfen (Abb. 27).
Pressen Sie nun den Kiefer (die Zähne aufeinander) zusammen.
Ebenso verfahren Sie mit den Lippen.

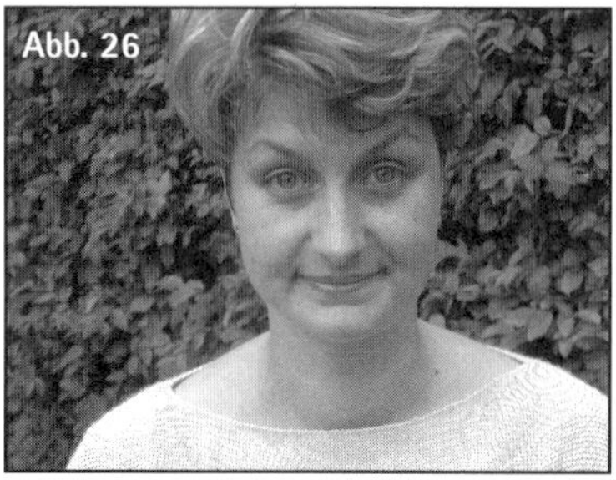
Abb. 26

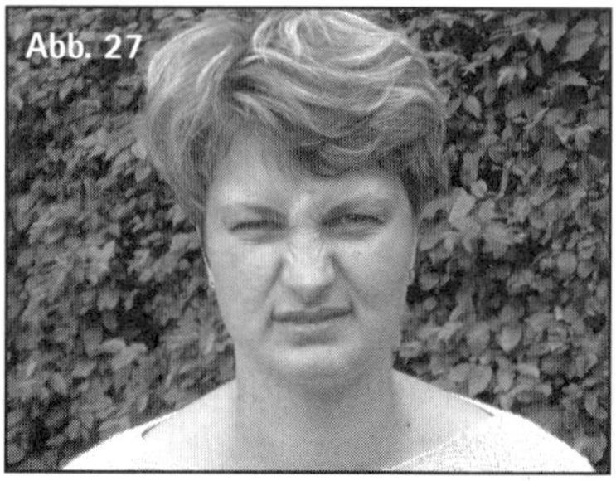
Abb. 27

Ü 5: Grimassen schneiden

Der Name sagt schon alles. Versuchen Sie, Ihr Gesicht nach allen Varianten der Kunst zu verziehen. Schauen Sie frech, traurig, fröhlich, verärgert usw. drein. Seien Sie ein Clown oder Troll oder was Ihnen sonst noch einfällt. Danach zeigen Sie wieder ein ganz entspanntes Gesicht.
Auch hier kann nochmaliges Ausstreichen wohltuend sein.

Ü 6: Luftbälle kauen und platzen lassen

Stellen Sie sich vor, Sie beißen einen großen weichen Luftball ab und schieben diesen im Mund hin und her (Abb. 28/29), so dass Sie auch zwischen Lippen und Zähnen noch etwas Luft spüren. Lassen Sie die Luft durch ein plötzliches leichtes Platzen der Lippen entweichen.

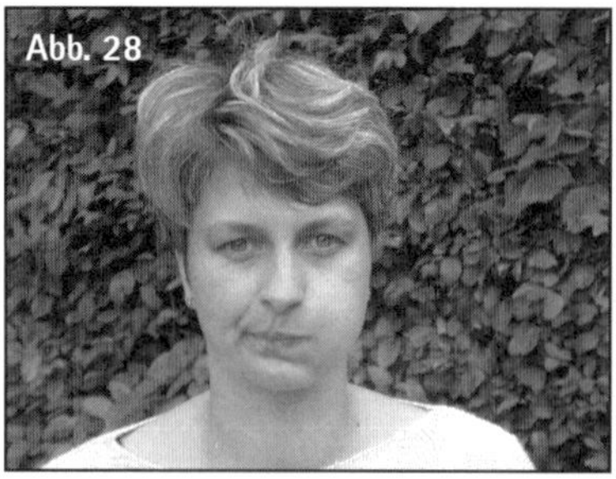
Abb. 28

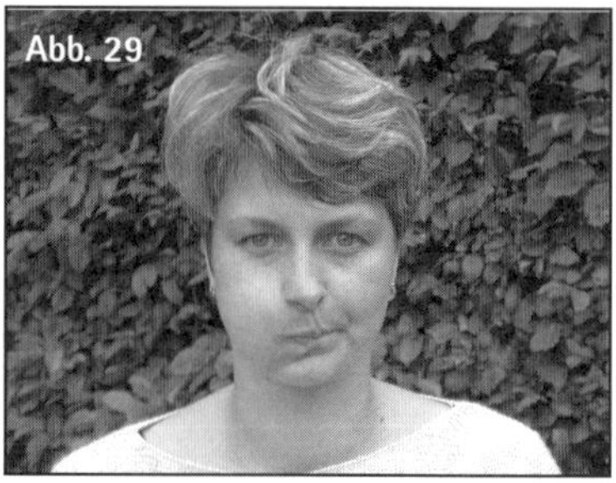
Abb. 29

Ü 7: Lippenblähen

Füllen Sie die Wangen und den Raum zwischen Lippen und Zähnen mit etwas Luft und lassen Sie die Lippen weich und locker platzen (Abb. 30).

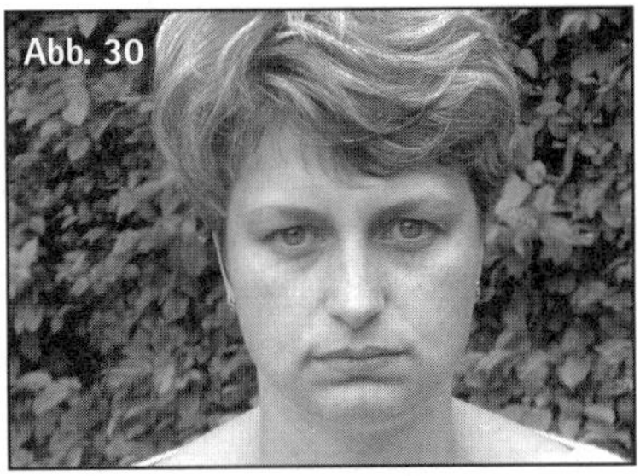
Abb. 30

Ü 8: Lippenflattern

Bei dieser Übung müssen sich die Lippen durch kräftiges Anblasen mit der Ausatemluft locker von den Zähnen abheben und flattern, wie bei einem Pferd, das schnaubt, oder einem Kind, welches das Motorengeräusch eines Autos nachahmt.

Ü 9: Lippenbeweglichkeit

Spitzen Sie die Lippen (Kussmund; Abb. 31) und ziehen Sie diese danach wieder breit (Lächeln; Abb. 32), wobei die Lippen geschlossen bleiben. Steigern Sie allmählich das Tempo.

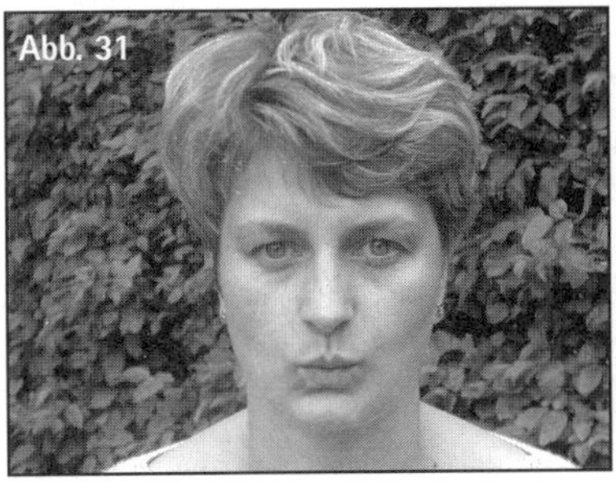
Abb. 31

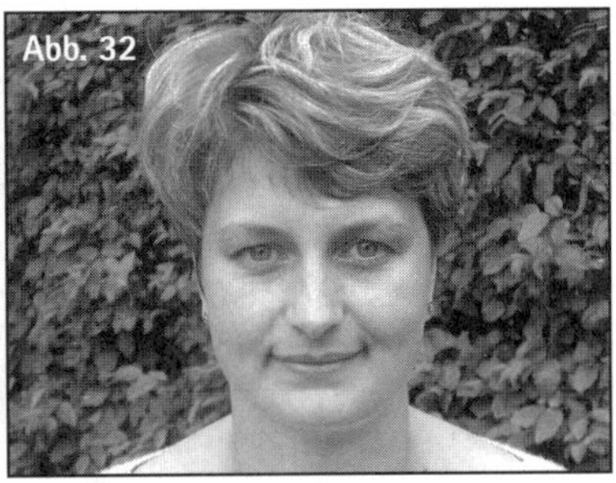
Abb. 32

Diese Übung lässt sich auch mit geöffneten Lippen ausführen. Stülpen Sie in diesem Falle die Lippen zu einer Schnute (Abb. 33) und gehen Sie danach wieder zum Breitzug (Abb. 34) über.

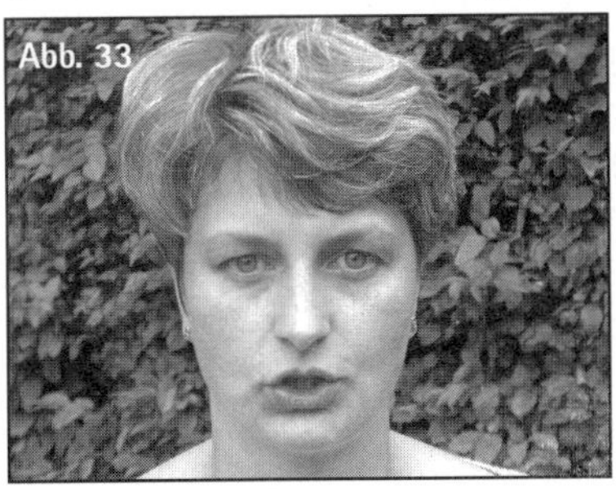
Abb. 33

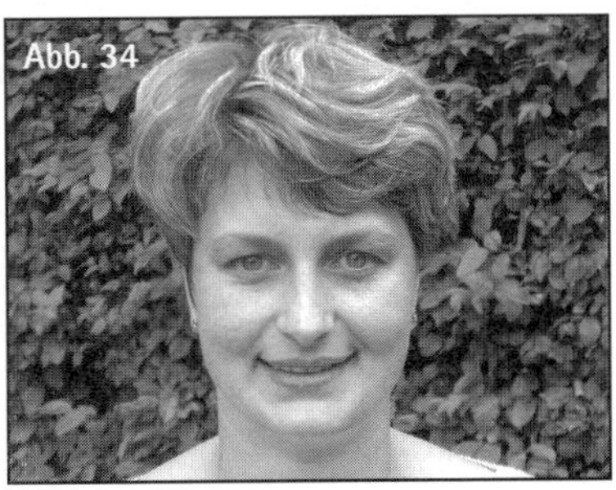
Abb. 34

Ü 10: Kauen

Stellen Sie sich vor, Sie genießen ein gutes Essen. Machen Sie große deutliche Kaubewegungen mit geschlossenem Mund.

Ü 11: Kieferöffnen

Sprechen Sie ohne Stimme Silbenreihen wie „babababababa" oder „jajajajaja" oder „dadadadada". Lassen Sie dabei den Kiefer so weit wie möglich locker nach unten fallen, so dass der Mund weit geöffnet wird.

Ü 12: Kieferkreisen

Kreisen Sie mit Ihrem Unterkiefer wie ein Wiederkäuer, d.h., der Kiefer bewegt sich bei leicht geöffnetem Mund nach rechts, nach unten, nach links und nach oben. Auch zur anderen Richtung wechseln. Die Bewegung sollte weich und fließend sein.
Beobachten Sie sich dabei im Spiegel!

Ü 13: Unterkieferschaukel

Der Unterkiefer ist etwas geöffnet und wird leicht seitwärts bewegt, wie bei einer schwingenden Schaukel. Auch hier sind wieder weiche, fließende Bewegungen wichtig. Bei dieser Übung kann der Spiegel eine wichtige Hilfe sein.

Ü 14: Kieferschütteln

Lassen Sie den Kopf nach unten hängen. Schütteln Sie den Kopf seitwärts hin und her, wobei die Zahnreihen leicht geöffnet sind. Wangen, Lippen und Kiefer müssen bei dieser Bewegung locker hin- und herschlabbern, dann ist die Übung korrekt ausgeführt.

Ü 15: Zungenbeweglichkeit

- ☐ Fahren Sie mit der Zungenspitze bei leicht geöffnetem Mund die Lippen entlang, so dass ein Kreis entsteht.
- ☐ Bewegen Sie die Zunge ebenso zwischen Lippen und Zähnen entlang.
- ☐ Lassen Sie die Zunge gerade aus dem Mund herausschnellen und ziehen Sie sie dann wieder zurück.
- ☐ Bewegen Sie die Zunge mehrfach von einem Mundwinkel in den anderen (Abb. 35/36).
- ☐ Schnalzen Sie mit der Zunge, als ob Sie das Galoppieren eines Pferdes nachahmen.

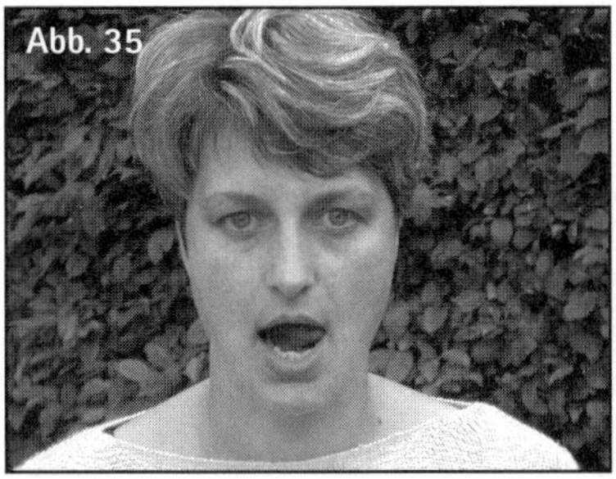

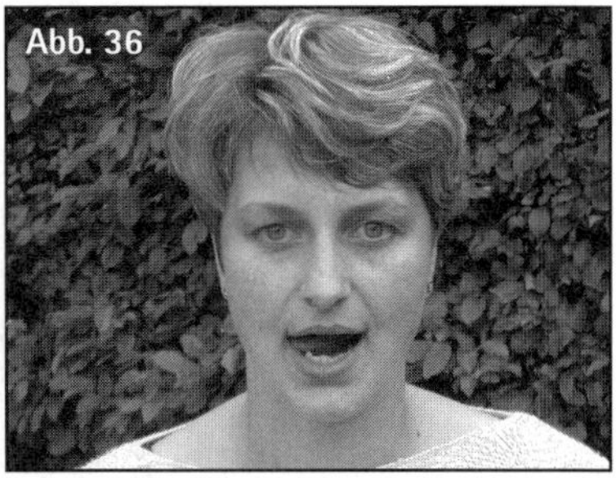

Steigern Sie bei allen Bewegungsübungen nach und nach das Tempo, bleiben Sie dabei locker in den Bewegungen.

Ü 16: Pleuelübung

Legen Sie die Zungenspitze hinter die unteren Schneidezähne und lassen Sie sie während der gesamten Übung dort. Bewegen Sie in dieser Position die Zunge (den Zungenrücken) bei leicht geöffnetem Kiefer weit aus dem Mund heraus und wieder zurück in den Mund. Die Zungenspitze und der Kiefer behalten während der Übung ihre Position unverändert bei, die Zungenbewegung wird im Tempo gesteigert.

Atmung

Unsere **Atmung** funktioniert normalerweise automatisch. Wenn man einen Säugling beobachtet, kann man sehr schön die optimalen Atembewegungen sehen. Beim Einatmen hebt sich die Bauchdecke und beim Ausatmen senkt sie sich. Durch verschiedene Einflüsse, wie zum Beispiel eine erhöhte Körperspannung, kann sich die Atmung so verändern, dass die Atemräume nicht mehr optimal genutzt werden. Sichtbar wird das am starken Heben des Brustkorbes oder der Schlüsselbeine während der Einatmung. Die Bewegungen der Bauchdecke sind teilweise nicht mehr vorhanden. Die Aktivität des Zwerchfells ist eingeschränkt. Die Stärke des für die Stimme wichtigen Ausatemstromes verändert sich. Stimmklang und Stimmbelastung können beeinträchtigt werden.
Die nachfolgenden Übungen sollen dazu dienen, sich der eigenen Atemweise bewusst zu werden und optimale Voraussetzungen für die Stimmgebung zu schaffen.

Ü 1: Atemwahrnehmung

■ Im Liegen

Legen Sie sich bequem auf eine relativ gerade Liegefläche. Schließen Sie die Augen. Begeben Sie sich gedanklich an einen Ort, wo Sie gut entspannen können. Legen Sie nach einer Weile des Abschaltens eine Hand in Bauchnabelhöhe und erfühlen Sie die Bewegung Ihrer Bauchdecke. Nehmen Sie wahr, wie sich Ihre Bauchdecke hebt und senkt. Beobachten Sie nun diese Bewegung im Zusammenhang mit der Atmung.

Normalerweise hebt sich Ihre Bauchdecke bei der Einatmung und senkt sich bei der Ausatmung, wenn Sie ruhig und entspannt atmen. Danach entsteht eine kurze Atempause und der Atemvorgang beginnt von neuem.

Sie können sich diese Bewegungen noch mehr verdeutlichen, wenn Sie ein etwas schwereres Buch auf den Bauch legen (Abb. 37). Achten Sie immer auch auf die Atempause, da Ihre Atmung sonst zu schnell wird und die Atemmuskulatur nicht entspannen kann.

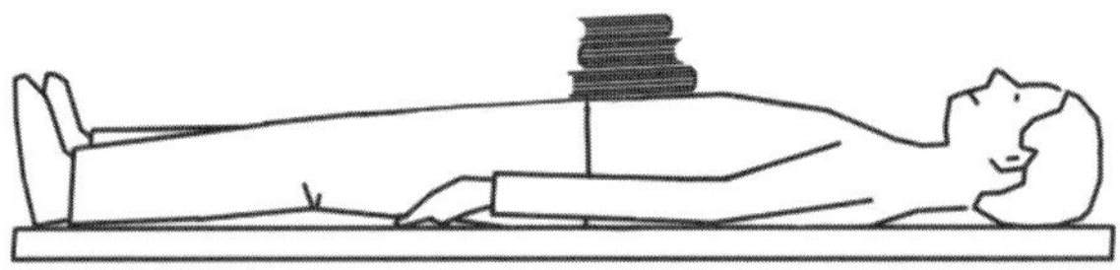
Abb. 37

■ Im Stehen

Nehmen Sie den Haltungsaufbau im Stehen ein. Legen Sie eine Hand auf den Bauchnabel. Erspüren Sie wieder die Bewegungen Ihrer Bauchdecke. Auch hier sollte sich die Bauchdecke bei der Einatmung (Abb. 38) heben und bei der Ausatmung senken. Danach kommt es wieder zur Atempause.

Sollte dies nicht so funktionieren, versuchen Sie Folgendes: Atmen Sie aus, wobei Sie eventuell mit der Hand leicht nachdrücken, um den Bauch nach innen zu bewegen. Warten Sie einen Moment, bis Sie das Bedürfnis nach Luft und etwas Spannung im Bauch verspüren. Lassen Sie dann den Bauch einfach locker, so dass er nach außen fällt. In diesem Moment kommt es automatisch zur Einatmung. Sie brauchen also nicht mehr Luft zu holen, sondern die Luft strömt von selbst ein.

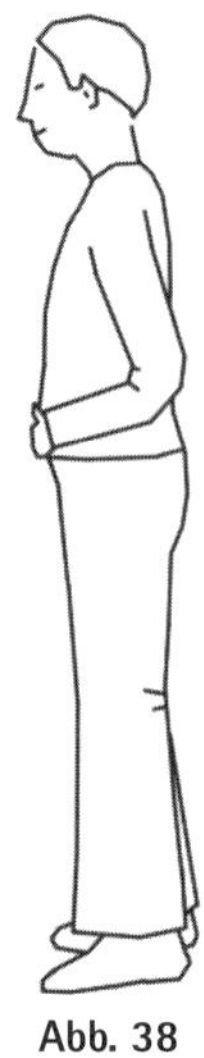
Abb. 38

Es kann auch hilfreich sein, sich die Atmung im Liegen noch einmal zu verdeutlichen.

Auch eine Pendelbewegung im Stehen kann die physiologische Atmung unterstützen. Stellen Sie sich gut aufgerichtet und entspannt hin. Schließen Sie die Augen und stellen Sie sich vor, Sie stehen auf einer duftenden Wiese. Kommen Sie nun in eine leichte Vor- und Rückwärtsbewegung. Beobachten Sie dabei Ihre Atembewegung, indem Sie wieder eine Hand auf die Bauchdecke legen.
Spüren Sie die Einatmung auf die eine Bewegungsrichtung und die Ausatmung auf die andere? Haben Sie eine Atempause nach der Ausatmung?

■ Im Sitzen

Der Atemvorgang im Sitzen verläuft ebenso wie im Liegen und im Stehen (s.o.). Gehen Sie in den Haltungsaufbau im Sitzen und erspüren Sie wieder die Bauchbewegung im Nabelbereich mit der Hand (Abb. 39).
Bei Abweichungen von der bereits genannten Bauchbewegung gehen Sie wieder über die Ausatmung oder die Atmung im Liegen.
Es ist auch möglich, sich zusammensinken zu lassen und wieder aufzurichten, wobei es bei der Aufrichtung zur Einatmung kommt.

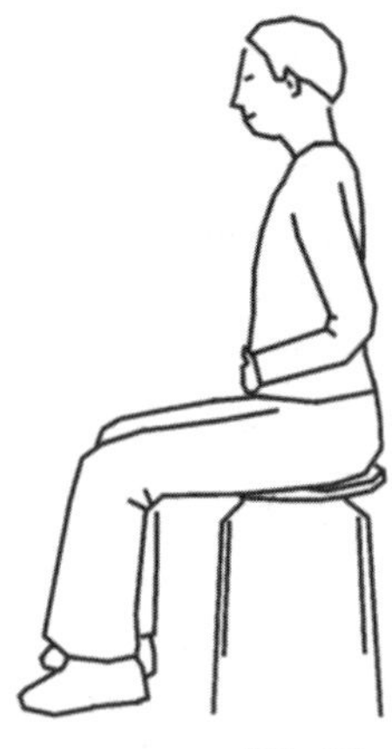

Abb. 39

Natürlich besteht unsere Atembewegung nicht nur aus der Bauchdeckenbewegung. Auch im Flankenbereich ist die Atmung zu spüren. Beugen Sie dazu Ihren Oberkörper nach vorn und legen Sie Ihre Hände in die Flanken. Spüren Sie die Bewegung auch in diesem Bereich? Richten Sie sich langsam auf und halten Sie die Bewegung bei.

Kontrollieren Sie sich bei Atemübungen im Stehen und im Sitzen im Spiegel. Es dürfen keine Mitbewegungen der Schultern zu sehen sein. Sollten sich die Schultern nach oben bewegen, ist Ihre Atmung noch nicht korrekt. Beginnen Sie dann noch einmal im Liegen.

Ü 2: Atemvertiefung durch „Atemschnüffeln"

Sie nehmen die physiologische Haltung im Stehen ein. Dann atmen Sie durch den Mund aus. Warten Sie, bis Sie das Bedürfnis zur Einatmung verspüren und schnüffeln Sie dann die Luft in 2-3 Zügen durch die Nase ein. Stoppen Sie kurz zwischen jedem Atemzug, aber behalten Sie die Spannung in der Bauchmuskulatur bei. Dann atmen Sie wieder aus.
Zur Kontrolle der Tiefatmung können Sie eine Hand auf den Bauch und die andere in den Flankenbereich legen. Sie sollten dabei bei jedem Schnüffeln eine deutliche Weitung spüren.
Sollte dies nicht der Fall sein, versuchen Sie die Übung, indem Sie ein Nasenloch zuhalten.

Ü 3: Atemvertiefung durch Riechen

Stellen Sie sich vor, Sie haben eine duftende Blume (Abb. 40) in der Hand. Sie möchten diesen Duft genießen. Lassen Sie den Duft mit der Einatmung einströmen, spüren Sie dabei (evtl. wieder mit der Hand), wie sich Ihre Atemräume weiten.

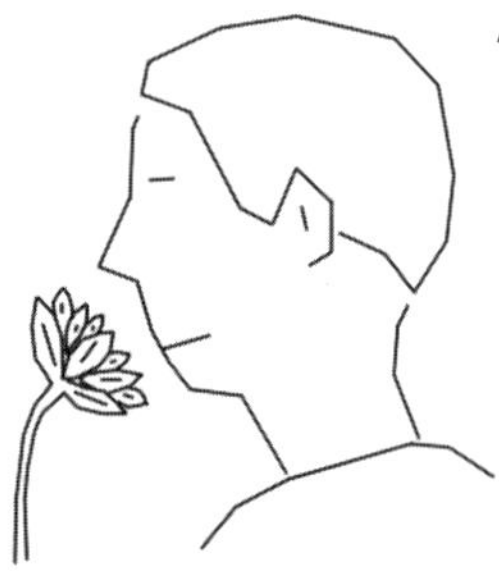

Abb. 40

Ü 4: Atemvertiefung und Atemrhythmus mittels Schaukelbewegung

Setzen Sie sich am besten auf einen Hocker oder quer auf einen Stuhl. Sie sollten in jedem Fall die Möglichkeit haben, sich gut nach hinten zu bewegen. Winkeln Sie ein Bein an und umfassen Sie es mit den Händen. Beginnen Sie zu schaukeln, als ob Sie ein Schaukelstuhl wären. Nehmen Sie dann Ihre Atmung wahr. Bewegung und Atmung sind im Einklang. Auf die Vorwärtsbewegung atmen Sie aus, es folgen eine minimale Pause und sodann auf die Rückwärtsbewegung die Einatmung.
Sie können es auch einmal umgekehrt versuchen. Atmen Sie auf die Rückwärtsbewegung ein und auf die Vorwärtsbewegung aus. Merken Sie, wie schwierig und unangenehm das ist? Spüren Sie, wie sich bei der Einatmung Spannung bis in die Schultern aufbaut?
Gehen Sie abschließend bitte wieder zur korrekten Übungsweise über!

Ü 5: Atemstromverlängerung durch Atemstütze

Lassen Sie die Luft ganz normal einströmen, d.h., holen Sie nicht extra tief Luft. Atmen Sie dann tonlos, also ohne Stimme, möglichst lange und gleichmäßig dosiert auf folgende Laute aus:

„f⟶"

„s⟶"

„sch⟶"

„ch⟶" (wie in ich, Licht ...)

Versuchen Sie dabei eine Atemstütze aufzubauen, indem Sie die Einatemstellung der Atemmuskulatur möglichst über ca. 2/3 der Ausatmung beibehalten. Es darf dabei keine zusätzliche Spannung aufgebaut werden.

Die Ausatemdauer kann bei regelmäßigem Üben auf mindestens 20 s gesteigert werden.

Ü 6: Atemstütze durch Bogenspannen

Gehen Sie in Schrittstellung, stellen Sie sich vor, Sie halten einen Bogen in der Hand. Spannen Sie nun mit der anderen Hand langsam die fiktive Sehne des Bogens.

Wenn Sie die Übung mit der entsprechenden Vorstellung ausführen, kommt es beim Spannen der Sehne zur Einatmung. Geben Sie dann langsam der Sehne nach (nicht einfach wegschnipsen lassen) und atmen Sie auf „s⟶" aus.

Nun führen Sie diese Übung umgekehrt aus, d.h., Sie atmen beim Spannen der Sehne auf „s⟶" aus. Wenn dies leichter geht, haben Sie die Übung korrekt ausgeführt und eine gute Atemstütze aufgebaut.

Auch bei dieser Übung darf keine zusätzliche Spannung entstehen.

Ü 7: Bogenspannen mit Stimme

Führen Sie diese Übung ebenso durch, wie die vorher beschriebene. Nehmen Sie anstatt des tonlosen „s⟶" jetzt ein „o⟶". Sie werden erstaunt sein, wie leicht sich damit die Tonhaltedauer verlängern lässt.

Üben Sie dann auch auf anderen Vokalen.

Ü 8: Reflektorische Luftergänzung

Atmen Sie auf „f---t" oder „s---t" aus. Beobachten Sie wieder die Bewegung Ihrer Bauchdecke. Während Sie bei „s⟶" und „f⟶" eine weiche Einwärtsbewegung wahrnehmen können, sollte bei „t" der Bauch wieder nach außen fallen. In diesem Moment lösen sich gleichzeitig die Spannung der Artikulationsorgane und der Bauchdecke, das Zwerchfell federt nach unten. Das führt dazu, dass reflexmäßig wieder Luft in die Lungen strömt und somit keine bewusste Einatmung notwendig wird. Wenn Ihnen diese Bewegung der Bauchdecke problemlos gelingt, gehen Sie zu Wörtern mit „t", „p" oder „k" am Wortende über, möglich sind auch „d", „b", „g", da diese am Ende des Wortes ebenfalls „hart" gesprochen werden. Nehmen Sie allmählich auch Wörter, die anders enden.
Dann gehen Sie zu kurzen Phrasen und Sätzen über.

Beispiele:

Worte:
Mut, Mund, satt, platt, Last, Mist, Frist, Mast, Rast, Rost, Most ...
plump, Lump, Laub, Staub, Stopp, Mopp, Stab, gab, Tipp, Depp ...
Fleck, Weg, Streik, Steig, Dank, Frack, Stock, Sog, schlug, trug ...
Sätze:
Geh weg!
Komm mit!
Nicht so laut!
Ein schönes Bild.
Dort kommt der Dieb!
Hab doch noch etwas Geduld.
Das viele Laub muss in diesen Sack.
Auf der Wiese steht ein kleines Kalb.

Ziel der Übung ist es, sich die Sätze so einzuteilen, dass Sie ohne tiefe Einatmung lange sprechen können, die Luft sich also automatisch ergänzt und der Sinn der Sätze erhalten bleibt.

Zum Aufbauen und zum Lösen der Spannung kann man mit verschiedenen Hilfsmitteln arbeiten, wie z.B. mit Schnipsgummis bzw. Gummibändern, Schaumgummibällen, Luftballons u.Ä., bzw. mit allem, was eine gewisse Elastizität aufweist. Bauen Sie anfangs mit diesen Medien eine geringe Spannung auf. Lösen Sie diese mit dem Ende der Silbe, des Wortes oder der Sprechphrase wieder, d.h. gleichzeitig Artikulationsspannung lösen und Bauch locker lassen und Spannung des Mediums lösen.

Üben Sie das Ganze, bis keine Hilfe und keine Beobachtung mehr notwendig sind. Arbeiten Sie mit immer längeren Texten und lassen Sie sich auch Zeit zu Pausen. Es dürfen während des Sprechens keinerlei Atemgeräusche hörbar werden, also auch kein tiefes Durchatmen. Wenn Ihnen das bei längeren Texten problemlos gelingt, funktioniert Ihre reflektorische Luftergänzung wahrscheinlich gut.

Stimme

Das folgende Kapitel befasst sich mit speziellen Übungen für die **Stimme**. Diese sollen dazu dienen, den Stimmklang und die stimmliche Belastbarkeit zu verbessern. Wirklich sinnvoll sind diese Übungen allerdings erst, wenn Sie die bisherigen Übungen relativ gut beherrschen, da die Stimmgebung, wie bereits erwähnt, durch vielfältige Faktoren beeinflusst wird. Mit der Arbeit an den o.g. Bereichen legen Sie somit die Grundlagen für eine optimale Stimmfunktion.

Indifferenzlage

Die **Indifferenzlage** sollte für alle Stimmübungen eine wesentliche Rolle spielen. Sie bildet die Grundlage für langes und ausdauerndes Sprechen im Alltag. Ausgehend davon können Sie Ihre Tonhöhen beliebig variieren. Um aber eine belastungsfähige Stimme zu erreichen, müssen Sie in der Lage sein, immer wieder in die Indifferenzlage zurückzufinden.

Ü 1: Indifferenzlage finden

Stellen Sie sich vor, Sie stimmen jemandem aus innerster Überzeugung zu. Nicken Sie zustimmend und drücken Sie Ihre Zustimmung durch die Äußerung „m" aus. Normalerweise tun Sie dies in Ihrer Indifferenzlage. Diese sollten Sie bei den Stimmübungen immer wieder finden können, insbesondere bei der Arbeit mit Texten, da Sie in dieser Lage lange und ausdauernd sprechen können, ohne dass Sie sich dabei anstrengen müssen. Beachten Sie allerdings beim Üben - insbesondere bei Sprechphrasen und Texten -, dass nicht nur auf einem Ton gesprochen wird, sondern dass sich um diesen Ton weitere höhere und tiefere Töne bewegen, wodurch eine so genannte Sprechmelodie zustande kommt.

Wenn Sie nicht sicher sind, ob Sie über das zustimmende Kopfnicken die Indifferenzlage wirklich gefunden haben, können Sie auch einmal ganz gelangweilt zählen oder Monatsnamen bzw. Wochentage aufsagen. Sie können natürlich auch in umgekehrter Reihenfolge vorgehen.

Resonanz

Die Stimme wird durch Schwingungen der Stimmlippen im Kehlkopf erzeugt. Der dabei entstehende Schall muss sich im menschlichen Körper ausbreiten können und schwingungsfähige Teile zum Mitschwingen anregen. So entsteht Resonanz. Von großer Bedeutung sind dabei die Räume des Ansatzrohres. Wenn diese locker und weit sind, können die vorhandenen Schwingungen übertragen werden und im Bereich des Kopfes und des Brustkorbes deutlich als Vibrationen wahrgenommen werden. Volumen und Tragfähigkeit der Stimme nehmen zu, der Klang erscheint voller.

Ü 2: Kauübung

Bei dieser Übung soll die phylogenetisch ältere Funktion des Kauens auf die Stimmgebung übertragen werden.

Stellen Sie sich vor, Sie essen etwas, was Ihnen besonders gut schmeckt. Sie genießen die Speise sehr. Sie können zu Beginn auch wirklich einmal Ihre Lieblingsspeise essen. Äußern Sie Ihr Wohlbefinden, wie es zum Beispiel auch kleine Kinder tun, indem Sie dabei genüsslich „m--" summen und weiterhin kauen. Ihre Stimme sollte dabei leicht und locker klingen, Sie dürfen keinerlei Anstrengung empfinden. Wenn Ihnen das gelingt, gehen Sie zur Silbe „mnjom" über. Machen Sie relativ große Kaubewegungen, während Sie summen, und wiederholen Sie die Silbe mehrmals hintereinander.

Legen Sie die Fingerspitzen der einen Hand einmal an die Nasenflügel und die andere Hand auf das Brustbein. Spüren Sie an beiden Stellen ein deutliches Vibrieren? Diese Schwingungen sind Ausdruck von Resonanz. Je deutlicher sie zu fühlen sind, umso besser ist Ihre Resonanz.
Nehmen Sie nun Silben wie „mnejem", „mnjim", „mnjam", „mnjum" hinzu. Kontrollieren Sie zwischendurch immer die Schwingungen Ihrer Nasenflügel und des Brustbeins. Sie können diese Übung erweitern, indem Sie zunächst Wörter zwischen die Kausilben einschieben, z.B. mnjom – Mohn, mnejm – geben, mnjim – nimmer, mnjam - malen ... Gehen Sie dann zu kurzen Sprechphasen und später zu Sätzen über, oder nehmen Sie sich einmal ein Gedicht und setzen Sie die Kausilben nur noch vor jede Zeile, oder einen Text, in dem Sie die Silben z.B. vor jedem Satz einschieben. Vergessen Sie nicht, dass es beim Sprechen auch immer Veränderungen der Tonhöhen gibt. Achten Sie auf Betonung.
Reduzieren Sie den Silbeneinsatz immer mehr und kontrollieren Sie, ob Ihre Stimme weiterhin resonanzreich klingt.
Auch eine Tonbandaufnahme kann manchmal hilfreich sein.
Versuchen Sie nun, auch im Alltagsgespräch den erarbeiteten Stimmklang beizubehalten.

Ü 3: Summübungen

Hier wird auf „m" zu summen begonnen, jedoch ohne zu kauen. Die Lippen liegen ganz locker aufeinander (Achtung: nicht einrollen!). Sie sollten dabei eine gute Vibration der Lippen spüren, wenn Sie einmal den Zeigefinger darauf legen. Noch deutlicher können Sie die Schwingungen spüren, wenn Sie einen aufgeblasenen Luftballon vor die Lippen halten. Führen Sie diesen allmählich vom Mund weg. Versuchen Sie, den Abstand bei gleich bleibender Schwingungsintensität immer mehr zu vergrößern.
Probieren Sie dann auch andere Laute wie „n", „ng", „w", „s" und „l".
Arbeiten Sie wieder ohne Kraftanstrengung! Das Vibrationsempfinden sollte immer im vorderen Mundbereich bleiben.
Gehen Sie dann zu Lautverbindungen über:

> mom, mo, möm, mö, mum, mu, müm, mü, mim, mi, mem, me, mam, ma (auch in Verbindung mit „n", „ng", „w", „s" und „l") und lassen Sie auch die Vokale klingen.

Nun können Sie, wie in der vorangegangen Übung, mit Wörtern, Wortgruppen, Sätzen, Gedichten und Texten arbeiten.

Ü 4: **Lockere Stimmgebung**

Diese Übung ist relativ einfach und lässt sich im Alltag immer wieder zwischendurch anwenden. Sie dient auch dazu, das bei manchen zur Gewohnheit gewordene **Räuspern** abzubauen, das nur vorübergehend den Stimmklang verbessert, ansonsten aber die Schleimproduktion noch mehr anregt.

Summen Sie, wie oben dargestellt, locker auf „m" und klopfen dabei sanft mit den Fingerspitzen oder leicht geöffneten Fäusten den Brustkorb ab. Verändern Sie dabei die Tonhöhe! Summen Sie mal von tiefen zu hohen Tönen und mal von hohen zu tiefen. Sie können die Töne dabei regelrecht schleifen.

Bei dieser Übung löst sich auch eventueller Schleim besser von den Stimmlippen, so dass Sie sich **nicht räuspern** müssen, sondern den Schleim einfach abschlucken können.

Lautstärkesteigerung

Eine Verbesserung Ihrer Lautstärke beim Sprechen können Sie bereits durch die vorangegangenen Resonanzübungen erzielen. Auch eine deutliche, nicht übertriebene Artikulation kann die Lautstärke positiv beeinflussen.

Die nachfolgenden Übungen sollen Ihnen helfen, Ihre Stimme bis zur Ruflautstärke ohne Anstrengung einsetzen zu können.

Die nachfolgenden beiden Übungen (Ü5/Ü6) sind nicht geeignet für Menschen, die zu überhöhtem körperlichen Spannungszustand neigen und bei lauterem Sprechen Anstrengung im Halsbereich verspüren.

Ü 5: **Stoßübung**

Winkeln Sie die Arme an und ballen Sie die Hände in Brusthöhe (nicht höher!) zu Fäusten (Abb. 41). Stoßen Sie die Arme dann kräftig neben dem Körper nach unten (Abb. 42). Öffnen Sie die Hände (Abb. 43), wenn sie fast unten sind. Lassen Sie die Arme locker (Abb. 44) und winkeln Sie diese dann erneut mit geballten Fäusten in Brusthöhe an.

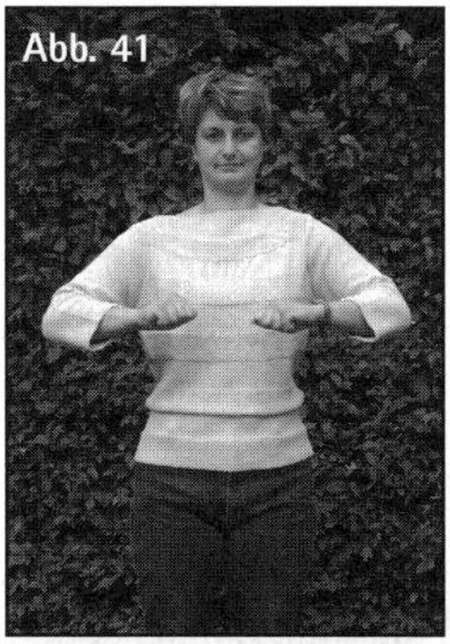

Abb. 41

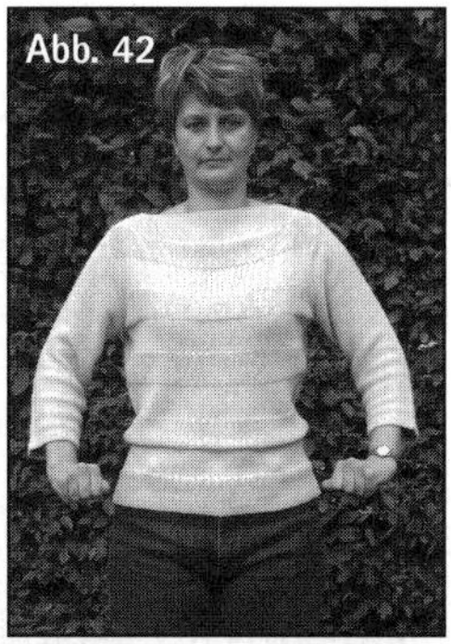

Abb. 42

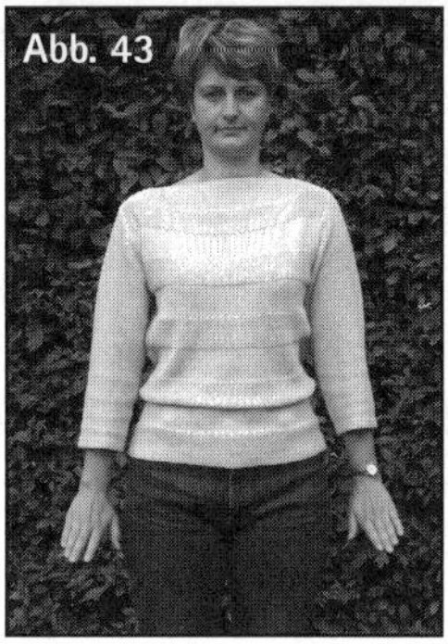

Abb. 43

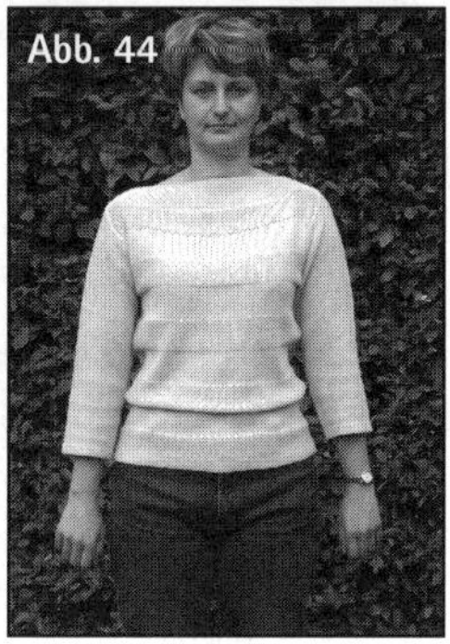

Abb. 44

Beim Stoßen sprechen Sie kräftig jeweils eine Silbe:

pa, pe, pi, po, pu
ta, te, ti, to, tu
ka, ke, ki, ko, ku

Ihre Stimme sollte dabei tief und voll klingen.
Suchen Sie sich nun Worte, die mit „p", „t" oder „k" beginnen und üben Sie diese nach gleichem Prinzip.

Achtung:
Üben Sie nicht länger als 3–5 min und führen Sie dabei immer wieder Lockerungsübungen durch!
Setzen Sie die Übung unbedingt sofort ab, wenn Sie Anstrengung im Halsbereich verspüren, die Stimme rau oder heiser klingt. Sie können Ihre Stimme sonst möglicherweise schädigen. Lassen Sie sich von Fachpersonal beraten!

Ü 6: Ruftonübung

Um diese Übung korrekt ausführen zu können, müssen Sie in Ihrer Atemtechnik sicher sein und auch den so genannten *Atemwurf* beherrschen. Dieser funktioniert folgendermaßen: Versuchen Sie, mit geschlossenem Mund zu gähnen. Spüren Sie die Weite, die im Mund- und Halsbereich entsteht. Behalten Sie diese bei und sprechen dann mehrmals leise

„hop"
später: „hep", „hup", „hip" , „hap".

Wenn Sie dabei eine Hand auf die Bauchdecke legen, sollten Sie kurzzeitig eine schnelle elastische Einwärtsbewegung der Bauchdecke spüren. Der Kehlkopf federt nach unten und wird entlastet.
Steigern Sie nun allmählich die Lautstärke und behalten Sie o.g. Technik bei. Die Stimme sollte dabei voll und relativ tief klingen.
Üben Sie dann mit kurzen Wörtern oder kleinen Sprecheinheiten. Stellen Sie sich dabei etwas vor, das Sie zu kräftigerer Stimmgebung animiert, z.B. jemanden warnen, vor der Klasse sprechen oder über den Sportplatz rufen.
Hier einige Beispiele:

Halt! Komm! Stopp! Schneller! Lauf weg! Hau ab! Komm mit!	Lass das! Gut so! Sei still! Leg das weg! Das ist gut! Mach weiter so!

Sie dürfen auch bei dieser Übung **keinerlei Anstrengung, Kratzen** oder **Schmerzen** im Hals verspüren!

Sollten Probleme auftreten, verhalten Sie sich bitte wie bei der vorangegangenen Übung.

Ü 7: Schwelltöne

Summen Sie in einer Ihnen angenehmen Tonlage, am besten der Indifferenzlage ein „m". Hängen Sie dann ein „o" daran und versuchen Sie, ohne die Tonhöhe zu verändern, allmählich auf dem „o" die Lautstärke zu steigern und wieder zurückzunehmen. Wenn Ihnen das gelingt, können Sie die Übung auch auf anderen Ausgangstönen beginnen sowie alle Vokale nutzen.

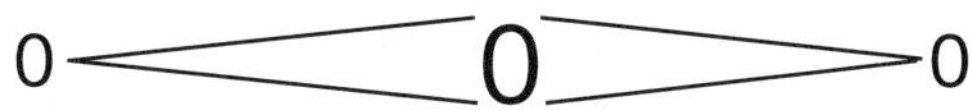

Ü 8: Sprechmelodie

Sprechmelodie ist die Veränderung der Tonhöhe beim Sprechen. Sie kann steigend, fallend oder in etwa gleich bleibend sein. Dadurch wird die Abgeschlossenheit oder Nichtabgeschlossenheit eines Ausspruchs signalisiert. Sprechen Sie einen Satz und betonen Sie dabei ein Wort ganz bewusst. Häufig wird dabei die Tonhöhe verändert. Beispiel:

Heute ist wirklich ein schöner Tag.
Heute ist **wirklich** ein schöner Tag.
Heute ist wirklich ein **schöner** Tag.

Sie können auch versuchen, ein und denselben Satz mit verschiedenen Stimmungen (erfreut, ironisch, nachdenklich ...) zu sprechen. Auch dabei verändern Sie normalerweise die Tonhöhe und zum Teil auch das Sprechtempo sowie die Lautstärke.
Beispiele:

Ich werde jetzt einkaufen gehen.
Vielen Dank für deine Unterstützung.
Endlich geht es nach Hause.
Das hast du toll gemacht.
Gehen wir heute Abend noch weg?

Versuchen Sie, diese Sätze einmal *ehrlich überzeugt, erstaunt, traurig, freudig oder verärgert* zu sprechen, vielleicht geht es auch noch ironisch oder ...

Stimmeinsatz

Es gibt im Deutschen drei Arten des Stimmeinsatzes, wovon einer für die physiologische Stimmgebung von besonderer Bedeutung ist. Der so genannte feste Stimmeinsatz (auch als vokalischer Stimmeinsatz bezeichnet) sollte stets nur aus einem leichten Knack- oder Sprenggeräusch bestehen, somit relativ leise und sanft sein.

Bei diesem Stimmeinsatz sind die Stimmlippen geschlossen und werden durch die unter ihnen gestaute Atemluft explosionsartig geöffnet, wobei ein kleiner Knall (Geräusch s.o.) entsteht. Dies geschieht bei allen Wörtern, die mit einem Vokal beginnen.

Wie man diesen Stimmeinsatz richtig erlernen kann, finden Sie in den nächsten beiden Übungen.

Ü 9: Ventiltönchen

Sprechen Sie leise ein Wort, das mit einem Vokal beginnt, z.B. „aber" oder „oft". Sprechen Sie dann nur den Vokal „a" oder „o". Behalten Sie nun die Stellung der Artikulationsorgane bei und lassen Sie dann die Stimme dabei weg, so dass Sie nur noch ein leichtes tonloses Knacken hören, das im Kehlkopf erzeugt wird. Das klingt etwa so, wie das Platzen einer Seifenblase.
Sie dürfen **kein weiteres Geräusch** dabei hören, kein Hauchen, kein Knarren, einfach nichts außer diesem kleinen, leisen Knacksen!
Lassen Sie den Mund leicht geöffnet und lassen Sie mehrere solcher „Knackser" hintereinander kommen. Versuchen Sie dieses tonlose Knacksen jetzt mit allen anderen Vokalen (u, e, i).
Gehen Sie dann dazu über, kurze Silben wie „ab", „ob" ... tonlos zu sprechen. Danach probieren Sie das Ganze mit Stimme. Auch hier darf das Knacksen nicht lauter werden und kein weiteres Geräusch zu hören sein. Wenn Ihnen das gelingt, können Sie wieder zu Wörtern und später zu Sätzen und Texten übergehen.

Ü 10: H-Ableitung

Diese Variante zur Erzeugung des festen Stimmeinsatzes geht davon aus, zunächst einmal mit Wörtern zu arbeiten, bei denen ein „h" vor dem Vokal steht. Sprechen Sie zuerst das gesamte Wort und trennen Sie es dann zwischen „h" und dem Vokal, z.B. „Hort", dann „H – ort" oder „Haus", „H – aus". Normalerweise setzen Sie dabei sehr sanft mit dem

Vokal ein. Wenn Ihnen das keine Schwierigkeiten bereitet, nehmen Sie sich Wörter, die mit einem Vokal beginnen (Abend, oben, unten ...). Stellen Sie sich nur noch vor, dass vor dem Vokal ein „h" kommt. Der Stimmeinsatz darf auch hier nur aus dem leichten Sprenggeräusch bestehen, kein Hauchen, kein Pressen. Die weitere Verfahrensweise ist analog der vorherigen Übung.

Artikulation

Die nachfolgenden Übungen stehen in engem Zusammenhang mit den dazugehörigen Lockerungsübungen. Deutliche Artikulation benötigt Weite im Ansatzrohr und lockere Beweglichkeit der Artikulationsorgane. Dadurch wird eine gute Ausformung der Laute möglich, was wiederum Einfluss auf die Stimme hat.

Ü 11: Geschmeidigkeit der Mundwinkel

Bei dieser Übung geht es vor allem um die Beweglichkeit und Lockerheit im Bereich der Lippen. Wichtig sind hierbei eine gute Stülpung der Lippen bei „o" und „u", der Breitzug bei „i" und „e", wobei die Lippen nicht übertrieben breit gezogen werden dürfen.

Sprechen Sie im Wechsel:

he ho he ho he ho - ho he ho he ho he
hi hu hi hu hi hu - hu hi hu hi hu hi

Sie können danach auch mit „ö" und „ü" arbeiten sowie mit „a" (beachten Sie dabei, dass der Kiefer locker nach unten fällt). Steigern Sie das Tempo, ohne in der Deutlichkeit der Artikulation nachzulassen.

Stellen Sie dann Wörter mit diesen Lautkombinationen gegenüber wie beispielsweise:

hoben – heben
loben – leben
Butter – bitter
Gitter - Gatter ...

Ü 12: Artikulatorische Geläufigkeit

Diese Übungen dienen der Beweglichkeit der Artikulationsorgane und der deutlichen Ausformung der Laute.

Beginnen Sie immer langsam und sehr deutlich zu sprechen. Steigern Sie dann allmählich das Tempo, ohne dass die Aussprache nachlässiger wird.

Silbenübungen:

- Wiederholen Sie die folgenden Lautfolgen mehrfach hintereinander:

ptk - ptk - ptk
tkp - tkp - tkp
ktp - ktp - ktp

- Nehmen Sie die Konsonantenverbindungen

pf-, pl-, schw-, schp-, kw-, zw- oder ähnliche in beliebiger Reihenfolge und hängen Sie einen Vokal an
z.B. pfa-kwa-schwa-pla oder plo-zwo-schwo-kwo ...

Zungenbrecher:

- Probieren Sie Zungenbrecher wie

„Messwechsel und Wachsmaske. Wachsmaske und Messwechsel."
oder „ Der Potsdamer Postkutscher putzt den Potsdamer Postkutschkasten ..."

und sprechen Sie diese nach oben genannter Vorgehensweise.

Ü 13: Korkensprechen

Diese Übung gibt es in zwei Varianten. Sollten Sie eher eng und fest im Kieferbereich sein, nehmen Sie bitte die erste Variante. Ist Ihr Kiefer locker und beweglich, können Sie auch mit Variante zwei arbeiten.

Beachten Sie immer Folgendes:

- Der Korken wird zwischen die Zähne genommen (Abb. 45), nicht mehr als 3-5 mm tief.
- Es dürfen **keine** Zahnabdrücke auf dem Korken zu sehen sein, wenn Sie mit ihm gesprochen haben (egal wie lange). Nehmen Sie ansonsten den Daumen hochkant zwischen die Zähne, dann beißen Sie mit Sicherheit nicht zu fest zu.

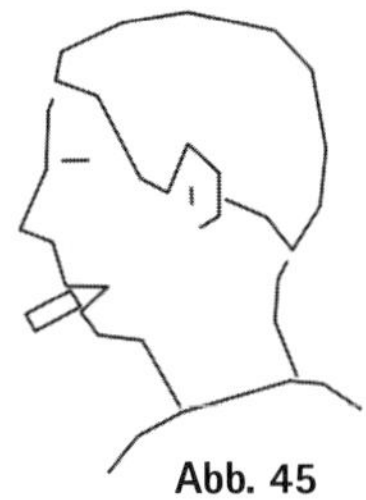

Abb. 45

- Wem der Korken zu dick ist, der kann sich eine kleine Kerbe hineinschneiden, so dass der Korken etwa 1/4 schmaler wird.
- Zunge und Lippen können und sollen den Korken beim Sprechen berühren.

Variante 1: Lesen Sie einen Satz ohne Korken. (Machen Sie am besten eine Tonbandaufnahme.) Sprechen Sie dann, je nach Länge, 2 bis maximal 4 Wörter mit Korken. Versuchen Sie, so deutlich wie möglich zu sprechen. Sprechen Sie dieselben Wörter dann noch einmal ohne Korken und versuchen Sie, die Kieferöffnungsweite, die Sie durch den Korken erreichen, und die deutlichen Bewegungen von Zunge und Lippen beizubehalten. Gehen Sie so Schritt für Schritt den ganzen Satz durch. Am Ende versuchen Sie, den ganzen Satz noch einmal so deutlich zu sprechen, wie Sie es mit den einzelnen Abschnitten getan haben. (Hier bietet sich zum Vergleich noch einmal eine Tonbandaufnahme an.) Sprechen Sie langsam und gönnen Sie sich Pausen beim Sprechen.

Variante 2: Nehmen Sie sich einen Text (beim ersten Mal nicht allzu lang) und lesen Sie ihn einmal ohne Korken. (Auch hier ist eine Tonbandaufnahme sinnvoll). Lesen Sie den Text dann mit Korken so deutlich, wie Sie können. Drehen Sie dabei den Korken immer wieder im Mund, damit Sie sich nicht „festbeißen". Lesen Sie dann den Text noch einmal ohne Korken, so wie in Variante 1 bei den Sätzen beschrieben. (Machen Sie wieder eine zweite Tonbandaufnahme zum Vergleich.)

Anregungen zum Stimmtraining

Innerhalb der Trainingseinheiten finden Sie ein umfangreiches Übungsangebot. Wählen Sie sich aus verschiedenen Bereichen Übungen aus und stellen Sie sich selbst ein Trainingsprogramm zusammen. Anregungen dazu finden Sie im Folgenden.

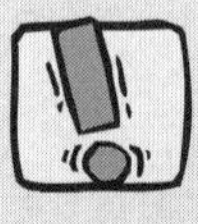

Und wie nun weiter?

- Üben Sie täglich
- Lieber mehrmals kurz und intensiv, als überhaupt nicht üben
- Sprechen Sie langsam und deutlich, aber nicht übertrieben
- Sprechen Sie mit Melodie und vergessen Sie die Pausen nicht

⟶ **Nur regelmäßiges Training führt zum Erfolg!**

Trainingsbeispiele:

Es gibt verschiedene Möglichkeiten, im Laufe des Tages die Stimme etwas zu schulen. Sie finden dazu nachfolgend einige Varianten, wie man seine Zeit – je nach eigenem Bedarf und Tagesrhythmus – nutzen kann, um seine stimmliche Leistungsfähigkeit zu verbessern.

Variante 1: Stimmtraining und Stimmhygiene im Tagesverlauf

▶ **Morgens 5–10 min (nach dem Aufstehen, noch vor der Arbeit):**

- □ Gesamtkörperliche Lockerung
- □ Atemübung
- □ Lockerung der Artikulationsorgane ohne oder mit Ton
- □ Summen

▶ **Im Laufe des Tages:**

- □ Achten Sie auf eine korrekte (locker-elastische, gut aufgerichtete) Haltung
- □ Lockern, bewegen Sie sich zwischendurch (besonders Schulter-Nacken-Kopfbereich)
- □ Lockern Sie Ihre Artikulationsorgane (Lippenblähen, Lippenflattern)
- □ Räuspern Sie sich nicht, sondern trinken Sie etwas, versuchen Sie abzuschlucken oder klopfen Sie locker Ihr Brustbein ab
- □ Versuchen Sie, auf einer Tonhöhe zu sprechen, in der Sie keine Anstrengung verspüren (Summen)
- □ Sorgen Sie für Pausen (erholsame Mittagspause)

- ▶ **Abends ca. 20 min:**
- □ Lockerungs- und Atemübungen
- □ Arbeiten Sie gezielt an einem Schwerpunkt (Sprechtempo, Lautstärke, Stimmsitz, Artikulation ...) und lockern Sie sich und Ihre Artikulationsorgane zwischendurch immer wieder
- □ Entspannen Sie sich und lassen Sie den Tag angenehm ausklingen

Variante 2: Stimmtraining am Nachmittag oder Abend

- ▶ **ca. 1/2 Stunde:**
- □ Lockerungsübung (3 min)
- □ Atemübung (7 min)
- □ Stimmübung (20 min) einschließlich Lockerung zwischendurch und zum Abschluss

---

- ▶ **ca. 1 Stunde:**
- □ Entspannungsübung (20-30 min)
- □ Atemübung (5 min)
- □ Stimmübung (15-20 min) einschließlich Lockerung zwischendurch
- □ Artikulationsübung (5-10 min)
- □ Lockerung (5 min)

Variante 3: Kurze Trainingseinheit für mehrmaliges Üben am Tag

- ▶ **Mehrmals täglich jeweils ca. 5 min:**
- □ Gesamtkörperliche Lockerung (1 min)
- □ Lockerungsübung für die Artikulationsorgane (1 min)
- □ Ausgewählte Stimmübung (3 min)

Was tun, wenn die Stimme nicht stimmt?

Stimmprobleme – Stimmstörung

Was eine gesunde Stimme kennzeichnet, wurde anfangs schon beschrieben. Normalerweise ist es ganz selbstverständlich, dass die Stimme funktioniert.
Sicherlich sind auch Sie schon einmal so richtig erkältet gewesen. Dann wissen Sie auch, wie es ist, wenn man Halsschmerzen hat, die Stimme heiser, rau oder kratzig klingt und vielleicht sogar das Schlucken schwer fällt. Kaum einer geht deswegen gleich zum Facharzt, dem HNO-Arzt oder Phoniater. Meist verschwinden die Beschwerden ja auch mit dem Abklingen der Erkältung. Die Stimme klingt wieder normal, ist einsatzfähig und alle Probleme sind vergessen.

Es kommt aber auch gelegentlich vor, dass die Stimmprobleme bestehen bleiben oder dass allmählich oder plötzlich Probleme mit der Stimme entstehen. Dann liegt die Vermutung nahe, dass es sich um Erkrankungen im Bereich des Kehlkopfes, insbesondere der Stimmlippen handelt.
Typischerweise kommt es dabei zu Veränderungen des Stimmklanges. Es kann sein, dass die Stimme nur leicht belegt oder behaucht ist. Sie kann aber auch heiser, kratzig, rau, knarrend, piepsig, brüchig oder gepresst klingen. Teilweise wird sie auch sehr leise, klangarm bis tonlos und gelegentlich bleibt sie sogar über einen längeren Zeitraum völlig weg. Zusätzlich zu den Veränderungen des Stimmklangs treten oft auch noch Missempfindungen im Mund- und Halsbereich auf, wie: Trockenheit, Verschleimung, Schmerzen, Brennen, Kratzen, Enge-, Kloß-, Druck- oder Fremdkörpergefühl, Räusperzwang, Hustenreiz, Atembeschwerden beim Sprechen oder bei Belastung sowie vereinzelt auch Schluckbeschwerden. Häufig wird das Sprechen anstrengend und die Belastbarkeit der Stimme lässt nach.
Sollten Sie bei sich – unabhängig von einer Erkältung – Veränderungen des Stimmklanges bemerken oder auch andere der genannten möglichen Beschwerden feststellen, dann kann es sich möglicherweise um eine so genannte Stimmstörung, eine Erkrankung des Stimmorgans, handeln.

Sie sollten dann nicht lange zögern und sich vertrauensvoll an einen Arzt, am besten einen Phoniater – dem Spezialisten für Stimmerkrankungen – oder auch an einen HNO-Arzt wenden. Hier kann Ihnen mit Sicherheit geholfen werden.

Maßnahmen bei Stimmanstrengung

Auf Seite 25 sind einige Tipps zu Maßnahmen im Falle einer Erkältung gegeben. Hier nur noch ein paar Anmerkungen, was Sie tun können, wenn Sie dazu neigen, Ihre Stimme zu überanstrengen.

- Gehen Sie immer gut vorbereitet und ausgeruht an größere sprecherische Aktivitäten.
- Sprechen Sie langsam und deutlich.
- Gönnen Sie sich Pausen beim Sprechen. (Auch Ihre Zuhörer müssen das Gesagte verarbeiten können.)
- Versuchen Sie, immer wieder in Ihre Indifferenzlage zurückzukehren.
- Nach längerer Stimmbe- oder gar Überbelastung braucht Ihre Stimme wieder eine Erholungsphase, das kann auch einmal Stimmruhe über einen angemessenen Zeitraum sein.

Ansprechpartner zur Stimmschulung und bei Stimmproblemen

Es gibt in Deutschland eine Reihe von Berufsgruppen, die sich mit der Stimme beschäftigen. Viele davon sind in Berufsverbänden organisiert.
Die folgende kleine Übersicht soll Ihnen einige Hinweise geben, wohin Sie sich wenden können, wenn Sie einerseits Ihre Stimme unter fachlicher Begleitung schulen wollen bzw. andererseits Stimmprobleme behandeln lassen möchten.

Adressen für Stimmschulung und Stimmbehandlung:

Berufsgruppe	Adresse
Sprecherzieher / Sprechwissenschaftler (Schulung und Training)	DGSS Deutsche Gesellschaft für Sprechwissenschaft und Sprecherziehung e.V. Tel.: 02802/ 4728 Internet: www.dgss.de
Atem-, Stimm- und Sprechlehrer (Schulung / Training und Therapie)	Deutscher Bundesverband der Atem-, Sprech- und Stimmlehrer/innen Holstenwall 12 20355 Hamburg Tel.: 040/35713800 Internet: www.dba-ev.de

Berufsgruppe	Adresse
Logopäden (Therapie)	dbl Deutscher Bundesverband für Logopädie e.V. Augustinusstr. 11a 50226 Frechen Tel.: 02234/37953-0 Internet: www.dbl-ev.de
Bonavox (Schulung und Training)	Bonavox Gaisbergstr. 11a/14 A-5020 Salzburg Tel.: 43(0)662-640239 Internet: www.bonavox.at
Fachärzte für Phoniatrie (Spezialisten für die Stimmerkrankungen)	DGPP Deutsche Gesellschaft für Phoniatrie und Pädaudiologie e.V. Robert-Koch-Str. 40 37070 Göttingen Internet: www.dgpp.de
Fachärzte für HNO-Heilkunde	Deutscher Berufsverband der HNO-Ärzte e.V. Haart 221 24539 Neumünster Tel.: 04321/97250 Internet: www.hno-aerzte.de

Bei Fragen oder Problemen können Sie sich an die genannten Internetadressen wenden.

Weitere Angaben zu Einrichtungen, Fortbildungen und Behandlungsmöglichkeiten finden Sie über Volkshochschulen, die Gelben Seiten und das Internet.

Hier noch einige Literaturempfehlungen:

Aderhold, Egon; Wolf, Edith:
Sprecherzieherisches Übungsbuch
Berlin: Henschel, 1997

Coblenzer, Horst; Muhar, Franz:
Atem und Stimme
Wien: ÖBV Pädagogischer Verlag GmbH, 1993

Fiukowski, Heinz:
Elementarbuch der Sprecherziehung
Tübingen: Niemayer, 1992

Hamann, Claudia:
Übungsprogramm für eine gesunde Stimme
München, Basel: Ernst Reinhardt Verlag, 2001

Preu, Otto; Stötzer, Ursula:
Sprecherziehung für Studenten pädagogischer Berufe
Berlin: Volk und Wissen, 1989

Schmid-Tatzreiter, Edith; Schmied, Reinhard:
Hallo Stimme! Das bonavox-Trainingsbuch (mit Audio-CD)
Salzburg: bonavox, 2001

Für Ihre Notizen